能拯救我们的，是直面生活的勇气。

不知怎的，总想逃

［韩］脑内探险队——著

陈品芳——译

彤真彤趣——绘

中信出版集团｜北京

图书在版编目（CIP）数据

不知怎的，总想逃 / 韩国脑内探险队著；陈品芳译；
彤真彤趣绘 . -- 北京：中信出版社，2022.6
ISBN 978-7-5217-4274-9

Ⅰ . ①不… Ⅱ . ①韩… ②陈… ③彤… Ⅲ . ①精神疗
法－普及读物 Ⅳ . ① R749.055-49

中国版本图书馆 CIP 数据核字（2022）第 065901 号

不知怎的，总想逃
著者： ［韩］脑内探险队
译者： 陈品芳
绘者： 彤真彤趣
出版发行：中信出版集团股份有限公司
　　　　　（北京市朝阳区惠新东街甲 4 号富盛大厦 2 座　邮编　100029）
承印者： 中国电影出版社印刷厂

开本：880mm×1230mm 1/32　　印张：9.75　　字数：176 千字
版次：2022 年 6 月第 1 版　　印次：2022 年 6 月第 1 次印刷
京权图字：01-2022-2970　　书号：ISBN 978-7-5217-4274-9
定价：59.80 元

自序

每颗想逃跑的心都是有原因的

"不知道以后该做什么样的工作。"

"害怕跟人打交道。"

"总是莫名其妙地生气，怎么办？"

在Podcast（播客）上开设"脑内探险队"账号已经一年了。起初只是几个志同道合的同事，带着"传递正确的精神医学信息，减少世人对精神医学的误解和偏见"这个有点伟大的目标开始。虽然我们口口声声说要征集受心理问题所苦的人的故事，但实际上也有点担心，不知道会有多少人愿意把自己的烦恼告诉素未谋面的我们。

不过，咨询室开业没多久，每天就能收到数十封来信，看来我们当初真是杞人忧天了。我们将其中最能引起共鸣或最使人好奇的故事挑出来做成节目，而对于那些未能在节目中提及的案例，也在私下用心地回复。

这些故事主人公的年龄、职业、性别都非常多元。有正在对未来感到茫然的高中生、工作压力很大的上班族，也有因突如其来的恐惧与责任感而感到混乱的新手妈妈……每个人都有属于自己的烦恼。有些问题的答案很明确，也有些故事的主人公让我们不知道该怎么帮忙才好，因此记挂了很长时间。

问自己的第一个问题："我为什么会这样？"

来信者大部分是被一些类似的现实问题折磨，才来寻求"脑内探险队"的帮助。有人无论在怎样的关系中都会受伤；也有人即使火烧眉毛了，依然拖拖拉拉不肯把工作完成；更有人脑袋里成天充斥着负面的想法，什么事情都做不下去……每个人都对这样的自己感到厌倦，于是便开始问"我为什么会这样"。这个问题挥之不去，人们就会开始怀疑自己是不是生病了。就是这样的怀疑，促使我们开始写这本书。

我们希望帮助大家做好准备，揭露连自己也未察觉的不安，以及不想被别人知道的伤痕。

大部分的人即使知道问题反复出现，他们也不会直面自己的内心，而是选择逃跑。有时候，他们甚至没有意识到自己正在逃跑。逃避相当于在内心竖起了一道防护网，使自己免受可预料的痛苦伤害，换句话说，就是启动了"防御机制"。虽然也有一些方法能帮助我们在这样的防御机制之下承受痛苦、成长进步，但大多数的人会刻意压抑难受的情绪、否定造成问题的深层次的原因，或者责怪他人。这样虽能暂时缓解内心的痛苦，但绝非根本的解决之道。问题是，防御机制通常会自动启动，如果没有特别注意，我们便会在下意识中习惯它的存在。

寻求"脑内探险队"帮助的来信者，都已经察觉到自己想要逃避的心理，所以才来问我们如何矫正这种心态。他们已经下定决心，要把遮蔽真实内心的防护网给拆掉。我们也很用心地向每一个人解释，他们内心的防护网究竟是什么、正处在什么状态。

唯有透彻了解这些遮蔽内心的障碍，我们才能将它们清除。在这个过程中，我们有时会轻率地做出判断，有时候又会太过小心翼翼，但无论如何，我们都是希望自己给出的建议能够让那些鼓起勇气探索个人创伤的人产生自信。

找出内心的那份不安

越是压抑，创伤就会越严重；越是逃避，不安就会越强烈，最后强烈地反扑。我们深信防御机制能够保护自己，但最终使我们内心崩溃的，可能正是防御机制。还不如直面那些创伤和不安——只要方法得当，反而有机会打开封闭已久的内心。即使真实的自己比想象中的更怯懦、更没有存在感也没关系。只要自己接受自己、爱自己本来的样子，就不怕任何外界的攻击。

正是你最想逃避的内心的不安与创伤，造就了现在的你——只要察觉到这点，就能获得认同真实自我的力量。我们认为，发现自己最脆弱的一面，反而能够使自己更加坚强。想改变却总是犹豫不决的心态，使你感到烦闷吗？经常产生难以名状的情绪，令你感到精疲力竭吗？一次又一次不知所措地逃离不安与创伤，让你感到厌倦吗？

如果答案是肯定的，那么，你就要开始面对内心的防御机制了。我们会为大家开辟一条路，使大家找到自己内心的防护网，帮助大家做好心理准备，更从容地面对隐藏在防护网之下的不安与创伤——这也是我们"脑内探险队"共同的期待。

我们每个人，其实都在逃避

本书探讨的主要是精神医学相关领域，收录了出于不同原因来求诊的五位来访者的故事。主人公包括每次写作到一半就会突然停止创作的编剧、对心爱的孩子总是莫名感到愤怒的母亲、被惊恐障碍困扰的准就业者、因为暴饮暴食而被母亲带来就诊的网络漫画作家、受失眠所苦的整形外科医师。这五位主人公的故事很有代表性，是我们每个人都会经历的烦恼。在了解这五位来访者的内心防御机制时，大家或许也能从中看到自己的影子。反向形成、转移、隔离、投射性认同……听完每个人的故事，我们都会对他们的状态进行定义，以帮助大家诊断自己的问题。

读完这本书，就能解决自己内心的问题吗？不一定。但我们期待你能因此不再彷徨，找到方向，看见改变的曙光，就像书中的主人公一样。

改变内心需要足够的时间，过程并不会十分顺利，有时甚至会辛苦到令人想要放弃，但请不要着急，只要好好按照我们为你提供的解决方案一路前行，就终会抵达目的地。我们相信，你一定会卸下防御机制，变得更加坚强。

好了，到了该听故事的时间了。

下面请听精神科医生娓娓道来的独家真实故事——跟随我们"脑内探险队"，现在就开始吧！

目录

故事 **5** · 因为不完美而生气吗？

故事 *1*

因为害怕不被爱
而不安吗？

我们每个人都想被爱。

有时候会因为这种想法，

去在乎别人的心情、脸色、想法，

进而无视自己的需要、情绪和期待。

但总有一天我们会明白，

无法展现真实自我的关系是不真实的，

当"我"从这段关系中抽离时，

就无法获得真正的爱。

这里有一个想被所有人喜欢的人，

过去，她努力压抑自己的想法，

现在，她决定好好听听自己的声音。

——"脑内探险队"吴东勋

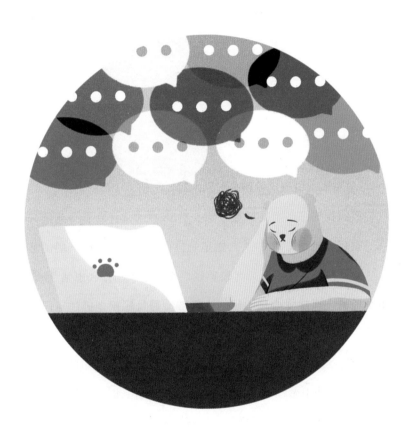

工作快要完成了，却临阵脱逃

"常常事情没做完就跑去忙别的吗？"

听到我的问题，文廷点了点头。38岁的文廷有着一张娃娃脸，看起来也就30岁出头。她是一位自由工作者，跟同龄的艺术从业者相比，她看起来比较年轻。文廷擅长写作、思绪清晰，即使是第一次接受心理治疗，也能够冷静且轻松地描述自己的状况。

"对，这让我很困扰。最近工作时，进度总是不如预期。我通常会接一些电影剧本之类的工作。不知从什么时候开始，工作时一直没办法专心，总是做到一半就去做别的事。"

"人进入状态是需要时间的，就像电脑开机一样。你确定自己不是太心急了吗？"

"就像你说的，正式开始工作前总是会有一些'摸鱼'的时间。但我的问题是，就算工作进行得很顺利，也会下意识地中断。有了灵感，或是想法逐渐清晰时，我却会突然停笔。"

"你的意思是说，在你很有感觉、工作很顺利的时候，也会让自己停下来吗？"

在"工作顺利"的时候，会戛然而止

听完我的话，文廷毫不犹豫地用力点了点头。

"通常创作者都会顺着感觉连续写好几小时，在这样的状态下，不仅不觉得饿，甚至也不想去厕所，进入所谓的'心流'状态。这时候，剧情发展会非常顺利，台词也能一句接着一句。很多人这时会非常专注，一次完成好几天的工作量，但我却会刻意中断这样的状态。

"我会突然跑去回复好几天没回的消息、洗碗或洗衣服。忙完一通别的再回到椅子上，灵感就没了。我想，是我的专注力出了问题吧？"

她讲话很有条理，明白自己出现了问题，看起来是个很开朗的人。我没有立即回答她的问题。

"有可能，但只凭现在的状况，还不能具体判断是什么问题。你以前也出现过这种很难专注做一件事的状况吗？"

"准确地说，我的问题并不是无法长时间专注做一件事情，而是只有在专注于写作的时候，我才会下意识地停下。读书、看电影，或者做别的事情时，都不会觉得无法专注。"

"学生时期有人说过你特别散漫或是吵闹吗？"

文廷露出有点无奈的笑容，她回答："完全没有。虽然没人说过我安静内向，但我也绝不是散漫的人。"

为了掌握来访者的状态，我还是礼貌性地问了几个问题。最后我判断，文廷患有注意缺陷多动障碍或抑郁症的可能性不大。

"写作顺利时会突然跑去做别的事""感觉自己很专注，却会突然停下来休息"，除此之外，她看起来并没有太大的问题。食欲没有受影响，睡眠也没有问题，更没有讨厌跟人来往或害怕自己突然死掉。不过，即使生活上没有遇到严重的问题，既然已经来到医院，就需要多加留意。

"写作的时候，你的心情通常怎么样？"

刚刚还轻松愉快地回答着我的问题，现在文廷却停了下来，接着深深地叹了口气。

"很开心。虽然创作不顺利时会觉得很烦，但大致来说很愉快。我写的故事不必拘泥于现实状况，可以完全按照我理想中的样子推进。我能够依照自己的想法，塑造和掌控一个人，这真的非常有趣，尤其是创作电影剧本时，最终看到自己的作品被搬上大银幕，感觉非常刺激。"

"既然这么开心，为什么还会无法集中，自己中断创作呢？"

文廷又想了想，有些犹豫地说："嗯……我可能是不想把作品写完。如果顺着灵感一直写下去，工作就会比预期的更早结束，我可能是想避免这样的情况出现？"

"避免完成工作吗……为什么会这样想呢？"

"我也一直在想为什么，但实在想不通。"

"会不会是因为你很喜欢做这件事，所以希望它一直不要结束？"

"应该不是。再怎么说都是工作，总要结束的，毕竟我还有很多其他事情要做。"

"听起来你并不是很了解自己内心的想法。你来这里的目的，就是弄清楚自己为何会避免完成创作，对吧？"

想要避免"完成"这件事

突然，我想起几个月前遇到的一位考生。那位考生无论怎么努力，都无法保持专注超过20分钟，于是便到医院就诊。他的问题是，因为担心自己在不知不觉间注意力涣散，会主动中断读书的状态。认为自己不能去想一些没用的事情，一定要一直保持专注，这种强迫性的想法其实就是问题的根源。有这类强迫性想法的人，会非常害怕自己影响事情的"完美发展"，进而产生内心的矛盾。文廷也是相同的问题吗？但她看起来并没有强迫性的症状。

因为找不到线索，我有点担心，所以只好一股脑儿地将想到的东西写在病历上。接着，我提出了一个与之前的谈话内容不太相关的问题。

"除了写作，你还会在做其他事情的时候，经常感觉自己'踩刹车'吗？比如日常生活中的其他事情。"

问完之后，我们便陷入了一阵沉默。过了一会儿，文廷把额前的头发往后拨了拨，回答我："嗯，恋爱时好像也有类似的问题。有时候也会遇到不错的对象，但只要对方一说想以结婚为前提进行交往，我就会觉得特别有压力。因为很难拒绝，所以我都会先回答'好'，但之后只要提到跟父母见面或是跟未来有关的事，我就会找各种借口拖延，直至分手。"

"现在有交往的对象吗？"

"有，有一个交往没多久，但感觉还不错的人，我在认真地思考我们的未来，毕竟我也到年龄了。"

这个回答非常程式化，就像事先准备好了一样。

"嗯，原来如此。那除了恋爱的其他关系呢？你很容易跟别人打成一片吗？比起跟别人互动、来往，你是不是觉得自己一个人比较自在？"

这次文廷摇了摇头。

"不，我喜欢跟人交流，我常跟同事见面，也会一起喝酒。"

考虑到想要逃避深入关系这一点，文廷很有可能是回避型人格障碍。但除了恋人，她跟其他人的关系却没问题。我在自己写下的"回避型人格"上画了个叉，然后把"回避"两个字圈了起来。总之，"回避"就是文廷问题的核心。文廷虽然说的是想要快点完成自己的创作、想要有一段稳定的关系，做的却是背道而驰。通常来说，无论是工作还是恋情，人们都会希望快点有个结果，但文廷看起来像是下意识地在逃避这些。

为什么？

最有可能引发这种逃避心态的，就是自我防御机制。如果逃避是一种防御机制，那么想要逃避的对象，就一定是会引发她内心冲突的事情。也就是说，逃避的对象一定是使她感到痛苦、不想面对的事。是文字创作吗？那是能够为文廷带来经济收入的职业，同时也是她向别人展现个人才能的方式。如果自己的才华遭到残酷的批评，一定会觉得很有压力。是恋爱吗？人们之所以想要逃避深入关系，通常都是因为害怕遭到对方拒绝或抛弃。

文廷也是这样的吗？现在还没法得出结论。

"今天是第一次会谈，你很冷静，谈了很多事情，这样有助于我更快掌握你的状况。不过光是这一次谈话，没办法明确判断你遇到的问题是什么。我觉得，避免完成创作这件事，可能和你内心深处的某些问题有关，你要不要考虑定期来聊一聊，我们一起找出问题所在呢？"

文廷接受了我的提议。和我约好下次见面的时间之后，起身准备离开的她并没有立刻走出去，而是突然转身问我："医生，你看到我的时候有什么感觉？"

　　这突如其来的问题让我有些慌张，所以我只是睁大眼睛看着她。看到我惊讶的样子，文廷淘气地笑着说："我只是好奇在精神科医生的眼中，我是怎样的人而已。那我先走了。"

　　在我还没做出任何回答之前，文廷就跟我道别并关上了诊室的门。好奇别人对自己的看法是吗？在会谈的过程中，她一直在意这件事吗？我一直不断回想刚才的状况，想要从中梳理出一些思路，但很快地，提醒我该为下一位来访者看诊的敲门声响起，把我拉回现实。

回避

📖

遇到问题时，
你会下意识地想逃跑吗？

妈妈的一声叹息、上司的一个不满意的表情、男朋友整天没有半点消息……我们每一刻，都要面对无数种心里不舒服的可能。而我们会慢慢发现，究竟是在哪一支箭射中自己的时候，我们最痛苦。为了抵挡这些不知道会从哪里飞来的箭，我们每个人都有自己的心理防护网，也就是**防御机制**。

有些人的防护网很坚强，有些人的则比较脆弱，防御机制也一样。有些人能以独特且有弹性的方式来化解心理压力；也有一些人，会把这些压力堆积在内心的某个角落，或直接向外界宣泄。

前者被称为**"成熟的"**防御机制，后者被称为**"不成熟的"****防御机制**。一个人不会只有一种防御机制，会视情况不断转换这两种防御机制，即使面对相同的情况，也会根据当下的心理状态选择相应的防御机制。不过，就跟每个人都有自己擅长的事情一样，我们也有各自惯于使用的防御机制。

其中最常出现的防御机制叫作"回避"，是指我们会自动远离让自己有压力的状况或对象。它可以细分为"认知回避"和"行为回避"。现在假设你跟好朋友吵架，过了很久之后，才发现是自己误会对方了。虽然心里知道应该跟朋友道歉，但又觉得一开口会很尴尬，很害怕朋友做出某些反应，最后什么也没做，只是带着"啊，不管了，反正又不会怎样"的想法，把这件事抛诸脑后，这就叫作认知回避。如果你在烦恼的时候，正好看到朋友从走廊的另一头走过来，你会慌慌张张地躲到一旁的教室里，这就叫作行为回避。换句话说，认知回避是思想上的回避，行为回避则是在现实生活中，回避各种可能的压力因素。

我们每天都在下意识中不断回避。比如，忘记重要约会或重要的事情时，我们很容易认为那只是因为健忘，但其实深究一下便会发现，很多时候都是我们启动了回避的自我防御机制。为了避免跟不喜欢的人见面，或是已经预料到会发生不好的事情，让自己产生压力，我们的内心会自动做出反应。

回避并不一定不好，有时直面障碍，还不如退一步避免受伤。问题是退一步之后，我们通常会从障碍物旁边绕过去，或不愿意再次尝试跨越它，并且会努力忘掉这个障碍物。但无论过了多久，眼前这个障碍物都不会消失。所以精神科医生通常会将回避归类为不成熟、不适应的防御机制。

没办法专注地创作，总是想做其他事的文廷，她的问题就是一种下意识的回避行为。那么，她刻意逃离的障碍究竟是什么呢？为了回答这个问题，我们必须更深入地了解她的压力源，以及引发她内心冲突的真正原因。

你眼中的自己，究竟是什么样子？

"医生，罗文廷小姐来了，要请她进来吗？"

又是一个悠闲的午后。我刚睁开双眼，正在整理杂乱的头发，朴护理师便开门进来。为什么是护理师开门？而且她对我做了个表情，便退到后面去了。接着，文廷带着满脸的微笑走进诊室，双手拿着热咖啡。

"我手不方便，就请她帮我开门。"

文廷看起来精神抖擞，就像在说"我带了你需要的东西，我想得很周到对不对"。我睡眼惺忪地看着文廷递给我的咖啡。

我该怎么解读这份好意呢？只是单纯的亲切使然吗？还是这就是她的行为模式呢？已经是第六次会谈了，可我还是摸不透她的个性。

"医生，你看起来很累，喝杯咖啡提提神吧，你之前不是说很喜欢喝咖啡吗？"

　　整体来说，文廷在谈话时配合度很高，但每次要挖掘问题的核心时，她都会巧妙地转移话题，咖啡的事情也是这样。聆听来访者是谈话的基本原则，所以我一直耐心地听她说自己的事，但因为一直无法切中核心，我也开始有点紧张了。如果拒绝她的好意，至今建立起来的信任可能会荡然无存，于是我便收下这杯咖啡并向她道谢。

　　"我的作品写完了，最近正在休息。拖了很久终于交稿了，现在感觉很轻松。"

　　她坐了下来，用跟平常一样开朗的声音开始说话。

　　"那下一个剧本什么时候开始呢？"

　　"我也不知道，有时剧本很多，也有时一个剧本都没有，编剧们都戏称自己是在干涸的河里，努力划着桨等水进来。但就算有好几个剧本同时出现，其中也只有一两个是自己喜欢的。我现在就接到了一个剧本，但还在考虑要不要做。"

　　"是什么样的剧？"

　　"我认识的导演请我帮他看一下剧本初稿，那是一部独立电影，描述的是'脱北者'无法适应韩国社会，选择重新回到朝鲜的过程。我觉得很有趣。"

　　"原来如此，那你为什么烦恼？"

　　听到我的问题，文廷歪了歪头说："我也不知道……就觉得有点不对劲。"

"哪里不对劲？跟那位导演一起工作感觉不对劲吗？"

"不是，他不是那种不好相处的人。"

"那是为什么？"

"我也不知道该怎么说。交稿时间还算充裕，报酬也还行……就是……只是……没有想做的感觉。可能是我想要稍微休息一下。对了，医生，你喜欢什么样的电影？"

文廷又在转移话题了。这样下去，下次她可能会送我电影票当礼物……我决定，不能被她牵着鼻子走。

"是不是工作本身会给你带来压力呢？"

本以为她会很快回答"不是"，没想到她却沉思了好一阵子才开口："是，会有压力。我已经不止一次两次这样了，每次都这样。可能我还得继续努力吧，哈哈哈。"

她爽朗地笑着，似乎不想继续这个对话，想要就此打住。我假装没有察觉，继续追问。

害怕看到网络留言

"到底哪里让你有压力，可以具体说一下吗？"

"具体地说吗？"

"对，你不是说共事的人很不错，条件也不差吗？那究竟是什么给你这么大的压力，让你想避开这个工作呢？"我刻意强调

"想避开"这几个字，然后等待她的回答。

"嗯……我觉得最后的结果会让我很有压力。想拍出一部好电影，就一定要有好剧本，也就代表我必须创作出好的内容。"

"你的意思是说，你觉得自己参与的电影一定要成功吗？"

"是的，而且还要跟他人合作，我觉得更有压力了。"

她像是在说别人的事情一样，我点点头，一副"明白了"的样子。

"可是，何为成功，何为失败，评判标准是什么呢？"

"什么意思？"

"一般电影是看票房，但独立电影应该不太一样吧？"

"没错，跟商业电影相比，独立电影更看重作品的艺术性。"

"那又要如何判断一部作品的艺术性呢？"

文廷好像很不舒服，换了好几个姿势，或许这正是她想回避的问题。

"就是……电影记者会评价，也会有人写影评，除此之外，随便上网搜一下，都会看到很多评论啊！"

"你会去搜评论看吗？"

"对，有空的时候我就会去看，只要有一句负面的评价，我就会觉得很不安。"

"看来你很在意别人如何评价你参与制作的电影。"

她没有立刻回应我，而是陷入了更长的沉默。我的直觉告诉我，这已经碰触到她不愿意面对的内心问题，所以给了她一点整理思绪的时间。就在诊室里的空气快要凝固时，文廷开口了："对，医生说得没错，'评价比成果更加重要'这句话也没错。每一部电影不是都会被评分吗？那个分数就像成绩单一样。不知道是大家变严厉了，还是我的能力不如以往了，反正最近我的作品很少高于平均分。"

开朗的感觉不见了，她轻轻地颤抖着。

"评分比想象中低的时候，你会怎么样？"

"看到有评论说'无聊'的时候，我会失眠。一方面会很生气，觉得'这个人懂什么，凭什么这样评价我的作品'，另一方面也会自我安慰，电影无聊也不都是我造成的。但我会不停地去想自己还有哪里不够好、哪里可以改进。有时我会翻来覆去几小时，然后在凌晨坐起来，打开笔记本电脑看剧本。"

"我有价值"的证据在哪里？

"你想找出自己哪里写得不好吗？"

"不，我想找出自己哪里写得比较好。我会反复阅读导演和同事称赞的内容，然后像念咒语一样对自己说'我没有错''我不是不会写剧本'。"

文廷低着头，把整张脸都埋了起来。她好像又陷入到当时的情绪中。我突然想起上一次谈话结束时，她问我"你看到我的时候有什么感觉"。我本来觉得那只是个形式上的问题，但现在想想，那其实代表了她的个性。对她来说，人们怎么看待自己、评价自己非常重要。所以每一部作品上映后，要接受不确定的大多数人的评价，对她来说压力很大。从这点来看，也就不难理解她下意识拖延工作进度的行为了。成品出来后，就要接受某种形式的评价，而听到负面评价时，她就会很难过。很多人都和文廷有类似的遭遇，但并不是所有人都像她一样痛苦。那究竟为什么她会这么在意评价，甚至因此而受伤呢？

受他人评价所苦的人，内心通常都认为自己不值得尊重。为了反驳这样的想法，他们会不断渴求正面评价，这叫作"自尊低落"。看起来开朗乐观的文廷，实际上会不会也自尊低落呢？一想到她在黑暗中对着刺眼的笔记本电脑刷好评，我就觉得很难过。文廷心里也知道，她这样做只是一种自我安慰。

但她还是无法停下来。她迫切地想要证明自己是有价值的。

文廷深深地叹了口气，用低沉的声音说："这件事情我是第一次跟别人说。亲朋好友都觉得我很酷，我也希望维持住那样的形象。但现在……觉得自己很丢脸。要是他们知道了，会说什么呢？要是他们知道我在意每一个评价，总是因此受伤……"

认为别人了解自己真实的一面就会开始讨厌自己，这是因为觉得真正的自己不值得被爱。这种心理机制的人通常会把真实的自己深藏起来，塑造一个别人喜欢的"假的自己"。"假的自己"

在每个人的身上都会以不同的形式体现，文廷所建立的虚假形象，是"不在乎他人看法的很酷的人"。

我冷静地说："你今天鼓起勇气说了这番话，我稍微了解你的问题了。我想，你总是创作到一半就去做别的事情，或许是因为害怕创作结束之后看到别人的评价。你觉得呢？"

文廷一句话也没说，只是红着眼眶默默地点了点头。

"其实最重要的并不是别人怎么看待你的作品和你这个人，而应该是你如何看待自己。"

"你的意思是说，我必须知道自己是怎么看待自己的吗？"

"对，如果你发现对自己太过苛求，就要立刻纠正这种想法。你要知道在你自己心中，你是怎样的人。要马上找到答案并不容易，而且那可能是你并不想面对的事情，但我们可以努力试试看。"

文廷关上了诊室的门。她转身离开的背影，好像比以前更无力了。现在文廷感受到的，是吐露真实心声之后的畅快，还是在身为医生的我面前，无法保持自己酷酷形象的自责呢？

爱自己竟是这么困难的事

近年来，我们经常听到"**自尊**"这个词，它是"自我尊重"的缩写。所谓自我尊重，就是认为自己值得受到尊重。我们通常相信，他人的评价与认同会决定我们的自尊高低，所以总是认为外表、学历、职业、财力等外在条件较为优越的人，自尊一定也比较高。这句话并非完全错误。毕竟和一般人相比，外在条件优越的人比较容易获得他人的认可。当身边总有人说"你好酷""你很厉害"时，确实会提高你的自尊。

但真正能够决定自尊高低的，其实是你自己。

关键是你用什么角度看待自己。低自尊的人，会认为自己有很多缺点，因此要不断证明自己并没有那么糟，试图从别人的话、表情、手势当中，找出"你其实是个不错的人"这样的信息，对跟自己有关的评价也会特别敏感。这是为了降低心理上的痛苦而到处寻求止疼药。

但真正触动低自尊之人的，其实还是那些负面信息。因为"我不够好"这个想法已经在他们心中扎根，所以他们会用比实际情况更加糟糕的态度去解读他人释放的信号。即使获得好评也无法坦然接受，甚至误会其中隐藏着其他的意图；即便好不容易接收到正面信号，效果也不持久。由于对自己的负面想法根深蒂固，所以收到外界的正面信号也只能缓解片刻，紧接着还会继续寻找下一个对自己说"你没有不好"的人，不断渴求他人的称赞与关注，陷入"认同上瘾"的状态。

陷入认同上瘾状态的人，会呈现两种面貌：第一种是夸耀自己的能力。仔细想想，我们身边是不是总有那种夸大自己的成果、一点小事就拿出来炫耀、让别人感到很不自在的人？这种人就是下意识地认为，如果不这么做，别人就不会认同自己。他们好像是在用全身的力气呐喊："你看，我可不是糟糕的人，快点夸夸我。"

第二种是让自己迎合对方，变成对方想要的样子。这种人会隐藏自己的想法和情绪，伪装成他人喜欢的样子。因此，这样的人通常被认为很亲切、很善良、很有魅力。精神分析学家唐纳德·伍兹·温尼科特（Donald Woods Winnicott）将这种压抑自己真实情感，努力让自己顺应周遭情况的自我感命名为"假我"。这时产生的情绪压抑，可能是有意识的，也可能是无意识的，无论属于哪种情况，这种人都会在不知道自己真实情绪的情况下，将周遭人士的情绪表现、对情绪的要求当成自己的来接受。文廷的假我就是"不在乎他人看法的很酷的人"。每个人都在不同程度上存在假我，而这样的假我会逐渐吞噬真我，在生活中所占的比重越来越大。人们会觉得越来越空虚，难以满足。通过假我得到他人认可之后，文廷便再也无法摘下那张面具了。一切都要伪装，是多么令人惭愧的事！惭愧到难以承受，就连羞愧感都被压抑在潜意识中了。

现在要做的，就是让文廷知道，她看待自己的态度已经扭曲，并深究其原因，让她做好摆脱"假我"的准备。

〔谈话室〕

如果拼尽全力还是得不到好评，
那就干脆不努力了

　　文廷没有准时出现。虽然她说因为临时有事才暂停一周，但我却莫名感到不安。上次谈话时，我是不是出现了什么失误？有没有说什么不该说的话？或许她还没有准备好面对自己的内心，我是不是太急于挖掘真相了？文廷取消见面，我有了一点空闲时间，便从头开始仔细地阅读了与她的谈话记录。问题究竟出在哪儿？是哪里还做得不够好？

　　"凌晨坐起来，打开笔记本电脑看剧本……想找出自己哪里写得比较好。"

　　我埋头看着谈话记录，想起上一次她说的话。

　　我突然觉得，自己埋头翻看会谈记录的样子，和受伤之后彻夜重读剧本的文廷很像。

　　我的自尊心也不算太强。听到我这样说，身边的人可能都会笑着反问"你是认真的吗",但我其实会把每件事都当成自己的事一样认真,做决定之前会经历无数次的纠结,下定决心后又会惴惴不安。门诊实习的时候,我会把来访者一一记在心里,等他们来复诊时,我就会仔细查阅病历。这一方面是关心来访者的改变,但更重要的是我想看看自己的处方有没有效。如果病历上记录症状有所好转,我就会认为自己的处方没开错;如果记录上写着没有太大的改变,或是产生了副作用,我便会整天提心吊胆。那份病历给我的感觉,就像是在批评我"就是因为你的能力不足,来访者才会白白受苦"。

"医生只是在来访者的内心掀起一阵波浪,而来访者最终会漂流到哪里,全都由他们自己决定。"后来,每当我将来访者的症状和自己的能力过度关联时,我就会用当住院医师时听过的这句话提醒自己。

最后,我合上会谈记录,深深地叹了口气。

努力了还无法获得好评,怎么办?

下一次会谈时,文廷准时出现了。这个礼拜一直提心吊胆的我,终于放下了心中的那块巨石。

"那天医生说我在刻意维持酷酷的形象,对我冲击很大,所以我想一个人静一静。如果别人知道我这个样子,可能就会不喜欢我了……我不知道原来自己是这样想的。"我问她为什么上一次没来，她便这样坦白地回答我。

"原来如此。我想知道你这段时间都想了什么。"

"就只是回想我以前的生活，然后想起了大学时的事。我当初报考文学系时，是打从心底认为自己的作品与众不同的。但真的入学之后才发现，世界上有很多比我更出色的人。"

"你大学时表现如何？"

"一般般吧。无论是语言风格还是遣词造句，我都没有听到过什么夸奖。虽然我没有表现出来，但其实心里是很渴望的。"

"没有被夸奖，你感觉怎么样？"

"觉得很难过，而且不管怎么改，我都觉得自己写得不够好。有些作业我甚至会重写几十次，但越写越不安。"

"那又是为什么呢？"

"因为我会开始担心，如果我这么努力了还是无法获得好评，怎么办？我很害怕无论怎么努力都没有用。起初为了摆脱这种不安，我会看看书或电影分散注意力，但做这些事还是会让我想起写作。即便不看书和电影，也没有用，结果就变成在交作业前夕，我跟朋友一起喝得烂醉。"

这段意外的话，让原本冷静点头聆听的我怔住了。非常在乎评价，无论考试还是作业都力求表现优异的人，居然在考试和交作业前夕喝得烂醉？文廷耸了耸肩，仿佛可以理解我的惊讶。

为了保护自尊，不想努力做到最好

"我只是想把一切都忘掉。虽然第二天就要交作业了，我却觉得喝醉了或许比较好。我把原本写好的东西交了上去。这样做让我觉得很轻松。"

"你没有像平常那样不断修改作品，反而觉得比较轻松了吗？"

"对，我当时觉得可能是因为喝酒有助于解闷，所以后来就习惯了在交作业的前一天去喝酒。这件事传出去后，朋友就开始来找我喝酒玩乐。在大家眼里，我不在乎成绩或评价，是个洒脱的人。在那之后，我好像也为了配合他们的想法在行动，考试前一天会彻夜喝酒，不跟任何人说一声就自己一个人去旅行……当时我觉得那就是我该做的事情。"

"你突然有了很大的改变，从一个脚踏实地的努力派，变成没那么努力的人，那成绩怎么样了呢？"

"有点变差吧，但也没有太大的差别。"

"你不难过吗？不是想得到夸奖吗？"

"我不怎么难过。玩成这样还期待自己有好成绩，那样才奇怪吧？"

她的最后一句话让我豁然开朗。喝酒或旅行这些脱序的行为，能够让原本战战兢兢想获得夸奖的心变得舒畅。没有认真准备就不会有满意的成绩，这是理所当然的事情。文廷真正害怕的情况是即使尽了全力，仍会听到自己不如同学的评价。不想承认自己能力不够，为了保护自尊，便使用这样的方法——不尽最大努力去做。

"不是我没有才能所以无法获得好评，而是因为我没有尽力做到最好。"

这种脱序的行为，现在可能已经转换成另一种形态。创作顺利时会害怕完成，所以突然跑去做其他事情，或许也是来自这种行为模式。对于尽全力做到最好这件事感到不安，准确来说，是担心即使尽力做到最好，仍无法获得理想的结果，而这样的担忧导致她下意识地拖延工作。我决定不立刻把这样的行为模式解释给她听，而是等她自己理出一个头绪。

"你的话也有道理。但你不是从小就想当作家吗？还在初中跟高中时得过奖，而且还选择主修文学创作？"

"虽然我没有坚定地把成为作家当成梦想，但从小我就喜欢写作，我觉得这算是我擅长的事。"

"原来如此，那你父母怎么看待你的选择？"

虽然只是例行提问，但文廷听到后，表情微微僵了一下。

"我爸爸非常反对。"

"为什么？"

"因为他觉得获得幸福的方法，是考进知名大学读经济或企业管理，然后进银行工作。从我很小的时候开始，他就帮我规划好人生了。在那之前我一直迎合爸爸的期待，但最后一刻却违背了他的意愿。"

"很多父母都认为自己知道怎么让孩子幸福，但你并没有因为父亲反对就听从他的意见，对吗？"

"对，所以我跟我爸断绝关系了。他只有在我听话的时候才疼我。我不听话时，他就会非常冷淡。一开始他想说服我，后来开始生气，最后干脆无视我的存在。他连我的高中毕业典礼都没出席，妈妈也因为他而来不了。毕业典礼上，我独自坐在那里，一束花都没有。"

文廷的声音有些颤抖。在所有人接受祝贺的日子，只有她孤单一人，可想她的心情有多差。

"原来如此。那你执意要走自己的路，是否也代表你真的很想成为作家？"

"我当时是这样想的。但过了一段时间之后，我发现我好像只是想要摆脱我爸爸。我知道他为我做了很多牺牲，所以从不违背他的意愿，但其实我真的不想听他的话。"

虽然只是短暂地聊了一下有关父亲的事情，但文廷却看起来很累，或许是因为她对父亲的感情非常复杂吧。

我抬头看了看时钟，想着是该继续听她讲，还是就此打住，却发现已经超出预约时间了。屏幕显示下一位来访者已在等候，朴护理师也给我发了好几条消息了。我在病历上写下"要问跟父亲之间的关系"，然后开口说："今天的谈话就到这里吧。虽然只在最后谈到了一点点，但我想爸爸对你意义重大。"

文廷点了点头，小声说："虽然不清楚是哪方面的意义……"

她想表达的意思应该是，不知道父亲对于她而言是好还是坏。此时下判断还太早，但我隐隐觉得，已经触碰到她的问题核心了——或许就是她心中的父亲在不断压迫着她、督促着她。

"下一次我们聊聊你爸爸吧，你可以先想一想，有没有什么特别想说的。"

内心的利害关系决定个人行为

谈话过程中，有时会遇到让人忍不住摇头的情况。比如，来访者感觉不出哪里奇怪，却总说一些风马牛不相及的话。像是文廷说她会在考试之前喝大酒，或独自去旅行，就让人很摸不着头脑。如果想获得教授跟朋友的认同，最正常的做法应该是努力把作业做好、把试考好。虽然酒可以暂时缓和紧张的情绪，但每次考试前都这样做，似乎并不合理。而且文廷说，虽然考试成绩不够理想，但她并不是特别在意，这一点也不像在意他人评价之人的反应。

我们在潜意识中就会去做能让自己获得心理利益的事情。这样的心理利益，大致上可分为**"一次性利益"**和**"二次性利益"**。

一次性利益是通过采取特定的行为，避免或解决内心的冲突。如果很努力地学习了，成绩依然不好，那就只能承认自己没有天分，而这可能会击垮文廷软弱的自尊心，她害怕面对这种情况，所以就选择在考试前一天喝酒，避免自己尽全力地准备考试。以她的个性，平时绝不可能疏于写作业或准备考试，但突然做出这种脱序的行为，成绩却没有因此而大幅下滑，这是在告诉身边的人"我没拿到好成绩，是因为我没有努力，而不是因为我没有天分或是实力不够"。她用这样的方法有效减轻了内心的痛苦。大家可能觉得这种说法很不合理、很幼稚，但我们要考虑到人们会下意识地启动防御机制，而在现实中，防御机制大部分都非常不合逻辑、非常不成熟。

二次性利益则是通过特定的行为帮助自己获得外在的、现实的利益。比如，做出某些举动，让自己获得亲朋好友的同情和关心、经济利益，或规避法律责任等，都可以称作二次性利益。例如，文廷通过脱序行为，让朋友称赞她是洒脱的人。

这满足了文廷想获得他人称赞的渴望，因此她更执着于做出这些行为，进而影响到现在她心中的"假我"。

几乎所有的精神症状，都和这种心理利益有关，其中最具代表性的就是身心症。有些人在面对极大的压力时，会习惯性地头痛或胸闷，其实就是将心理上的冲突转化为生理上的问题，以暂时减轻内心的痛苦，同时得到他人的同情与安慰，进而获得二次性利益。虽然大部分的行为都是心理利益使然，我们并不能说这有什么错，但文廷的脱序行为使她无法完全发挥出自己的实力。

她下意识地拖延完成创作这件事，也可以看成获取心理利益的副作用。获取当下的心理利益，会妨碍我们达成自己真正期望的目标。大家不妨冷静回顾一下自己的行为模式，并好好思考一下从这种行为模式中获得的心理利益。始终原地踏步的你或许可以因此而向前迈进一步。

"我是不是喜欢上医生了？"

冬天已经进入尾声，但寒气仍十分逼人。上星期天气还算暖和，以为春天就要到了，但如果开始整理收纳冬天的衣服，那可就被天气骗了，只会白忙一场。如果就像水往低处流一样，季节也能有序更迭，气温平衡地升高或下降，那该有多好！然而在现实中，无论是在某个季节还是换季的时候，气温都经常会急速改变。这其实跟人心很像。人在发现、承认、治愈创伤的过程中，会反复地前进与后退。

文廷也是一样。那天谈话结束后，我们正式开始谈起她对父亲的记忆。

文廷是独生女，父亲对她很严格，在她的事情上都尽力而为。虽然家中经济不宽裕，但父亲为了让她能上更好的学校而多次搬家。文廷读初、高中时，父亲总会在下班后到补习班接她下

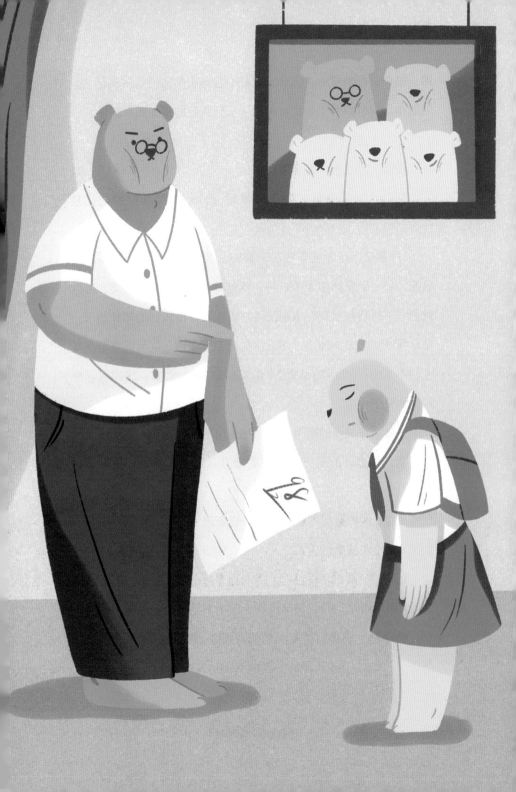

课，很关心她的学业。因此，文廷一直很害怕自己无法满足父亲的期待。父亲很吝于夸赞，但对于文廷所犯的错却毫不留情。

装酷，才会被大家喜爱

有一次我问文廷，她小时候对父亲印象最深刻的记忆是什么。

"好像是上小学五年级的时候吧，我本来在班上一直排四五名的，那一次竟然拿了第二名，我觉得自己一定会被夸奖，所以爸爸一下班我就很开心地把试卷拿给他看，没想到他却开始——检查我做错的题，还说'如果这些题没有做错，就可以拿第一名了，不是吗'。他实在太苛刻了。我把试卷抢回来，回到自己房间里大哭了一场。"

一直活在父亲的期待中，那种压迫感最后让文廷选择成为一位作家，以逃到父亲无法掌控的地方。但文廷依然无法真正自由。因为父亲说她还不够努力的声音，已经根深蒂固地埋在她的心里。为了保护自己不受那样的声音所苦，她只能选择"不要尽全力"这个不成熟的方法。

文廷对父亲有矛盾心理，每次回想起小时候的事情就会怨恨他，但不可否认的是，父亲确实为孩子奉献了自己的一切。恨一个人很容易，只要把所有问题的责任转嫁给对方就好，但矛盾心理不一样——它会让人在想要责怪对方时，内心随即为对方辩护："他没有错，他只是为你好。"既然对方不需要对此负责，那最后自然会归结于"都是因为我不够好"。在这样的痛苦之下，人甚至会出现幻听、妄想等"精神错乱"的症状。为了避免产生矛盾情绪，人总会把自己感受到的负面想法、负面情绪转嫁给对方。

于是我们开始认为"不是我不好，而是对方让我变成这样，我也无可奈何"。

文廷就是为了避免这样的矛盾心理而压抑自己的负面情绪。她说在进行心理咨询之前，从来不曾对任何人说过父亲带给她的创伤。她说自己并不是刻意压抑，而是从来没想过要告诉别人，这就代表她下意识地压抑着这样的情感。当其他人让她感到不愉快时，她也会采取相同的应对方式。

在谈话的过程中我可以看出，文廷在面对会让她心情不好或是生气的情况时，总是无法察觉自己真实的情绪。小时候的她为了处理来自父亲的强烈情绪，发展出这样的行为模式，而这同时也是她用来维持"假我"的手段，她认为"心情不好也要装酷，这样才会被大家喜爱"。

为了让她可以意识到自己的情绪，我建议她开始练习写"情绪日记"。文廷爽快地答应了我的提议，仿佛写作这件事并不是她会排斥的工作。刚开始那几次，她发现自己连"喜欢""讨厌"都没办法明确地表达。她很慌张，因为这表示她真的在刻意忽略自己的情绪，刻意迎合他人的喜好。

通过察觉不安、愤怒、怨恨等负面情绪的练习，她渐渐开始可以不受影响地接受自己内心对父亲的矛盾情绪了。她的用词开始更多变、更直率，原本被压抑的情绪，也像是通过排水口流出的水一样，得以抒发出来。看着她摆脱假我、面对真实自我的样子，那个似乎回到住院医师时期总是不安地翻看病历的我，也慢慢放下心来。但好景不长，又发生了一件让我感到紧张的事情。

"让他看到理想中的我"

"医生，我跟男朋友分手了。"

文廷一坐到椅子上就告诉我这件事，让我很慌张。因为在那之前，她从来没向我提过她跟男朋友的冲突。

"是吗？什么时候的事？"

"两天前。"

"原来如此，但我好像没有听你说过最近跟男朋友的关系变差，是出了什么问题吗？"

"没有，至少我觉得没有什么问题，他却突然说要分手。"

"所以不是你先提出要分手，这样你会觉得很难过吗？"

"会，我有点吓到，但还是照他的意思做了，可是男朋友说的话让我很在意。"

文廷对即将离去的恋人毫不留恋的"酷"的态度让我很在

意，但我同时也觉得，或许在她的恋爱史当中，这种分手并不是什么大不了的事。

"他说了什么？"

她面露难色地想了一下，然后开口说："我有点担心医生你听了会觉得很怪。"

"不用担心，放心说吧。"

"那个……我男朋友说，我变了很多，然后他说……"

我冷静地点点头，等她继续说下去。接着她便像是下定决心一样，深深地吸了口气说："他说我好像喜欢你。"

一时间我做不出任何反应，只能瞪大眼睛看着她。"她喜欢的人是我？"我脑海中立刻浮现出"移情作用"这几个字。移情作用在治疗过程中是很自然的现象，文廷在先前的谈话中，也曾出现类似移情作用的迹象。但听她直接讲出来，我还是比想象中震惊得多。身为精神科医生，这时候该做出什么反应才好？虽然我觉得要利用这个移情作用深入她的内心，但不知道该不该把这个想法说出来。

诊室陷入一片寂静，文廷发现我很慌张，便带着尴尬的笑容想要缓和气氛。

"我不该说这件事的，只是觉得把这件事讲出来可能会有帮助。"

"不，这件事应该很难以启齿，但还是感谢你说出来，你男朋友为什么会说这种话呢？"

我终于打起精神，让自己坐正。这件事跟我有关，虽然有点尴尬，但既然在谈话中讨论到，那么就要分析清楚。

"我开始接受心理治疗之后，和男朋友说了很多跟你有关的事，然后也会隐约地拿你跟他进行比较。"

"原来如此，那你怎么想？你喜欢我吗？"

我有点担心，这样问会不会很奇怪。

"嗯，我不知道，但我确实经常想起医生。老实说，我有时候也会想，希望能跟你这样的男性交往，但我不知道这算不算是喜欢你。"

"原来你是这样想的，那为什么想跟我这样的人交往呢？"

幸好我的反应还算自然。文廷听完我的问题之后，稍微思考了一下才回答："之前就算遇到再好的人，我也无法把真实的一面展现给他看。我觉得对方对我很好，我也应该让他看到他理想中的我。以前我想当一个精心打扮、善解人意、无论什么事都很愿意配合的女朋友。但跟医生聊过之后，我开始觉得不必刻意隐藏自己和打扮自己了。如果跟你这样的人交往，即使表现出最真实的一面，好像也可以被爱。"

我突然想起文廷与父亲的关系。她父亲以自己的方式牺牲奉献，而且只在文廷依照他的想法行动时才会爱她。文廷从这样的经验总结出与男性互动的一种原则。她觉得，若想被爱，就必须在一段关系中配合对方的要求。

回应对方的期待，导致开始怨恨对方

而当关系越来越深入的时候，文廷就又会选择和男朋友分手。

虽然一方面是因为害怕对方不喜欢自己真正的样子，但另一方面，我觉得或许是她下意识地将对父亲的矛盾心理套用在男朋友身上。就像为了获得父亲的爱，她必须努力回应父亲的期待，进而导致她开始怨恨父亲一样；在爱情关系中，她为了配合对方的要求，让自己变成对方理想中的样子，但时间越久越感到不自在、反感。不过在身为精神科医生的我面前，她渐渐摘掉了这个面具。文廷理想中的男性，归根结底应该是她理想中的父亲吧？

"我觉得，你似乎在我身上找到理想型的条件了。因为无论你说什么，我都会完全接受、了解你的想法。"

我立刻把我的想法告诉她，她愣了一下，然后又恢复冷静。

"所以说，我并不是喜欢医生你这个人喽？只是因为你拥有我理想中男朋友的条件？"

"对，我是这样想的，你觉得呢？"

"我觉得你说得没错，我本来也搞不清楚，但现在有恍然大悟的感觉。"

文廷不断点头，脸上露出放心的表情。我没有处理移情作用的经验，所以也不确定这样的处理方式是否妥当，不过应该不会给她带来不好的影响吧！

那天，我们并没有多谈她的遭遇，而是谈论了关于移情作用的事情，然后就结束了谈话。之后的几天里，我一直在想，那次会谈有些地方很不自然。

　　　　　　　不知怎的，总想逃

把对一个人的情感转移到另一个人身上

"喜欢上一个年纪很大，又是有妇之夫的主治医生，这样没关系吗？"

"医生就像我的亲生姐姐一样和蔼可亲，一想到你不知何时会离开我，我就很焦虑。"

在主持Podcast节目时，曾经收到的几位听众来信谈论过类似的烦恼。虽然细节有些差异，但共同点就是对主治医师抱有特殊情感。这样的情感，我们称之为移情作用。

移情作用是下意识地将对自己过去生命中重要人物的情感，完整套用在跟另外一个人的关系当中。

这里所谓的"重要人物"，指的是和来访者产生很亲密的联结、持续在情感上有交流、在来访者生活中占据极大比重的人。最常见的移情是从父母转移到配偶、兄弟姐妹、朋友或医生身上。移情作用也可能发生在虚幻人物身上，比如在父母施暴下长大的孩子，会幻想出"珍惜我、爱我的亲生父母"，长大后遇到会照顾自己的人时，就会把这种形象投射在对方身上，认为自己对对方有好感。

对对方有好感算是一种正面的移情作用，相对地，当然也有负面的移情作用。一直对某人莫名反感，或是想要逃避对方，那很有可能是将过去从别人身上感受到的强烈负面情绪作用在新对象身上所致。之前我遇到一位只要站在上司面前就会害怕、无法好好工作的来访者。他多次被领导大声斥责，想要辞掉工作。来访者和他的领导都是50多岁的中年男性，我们通过精神分析发现，之所以会发生这种情况，是因为来访者的父亲曾经是职业军人，对他非常严苛，这使他害怕、反感被斥责。

这样的移情作用，对于我们了解来访者至关重要。

就像上面提到的例子，即使造成移情作用的原因存在于过去，但因为这种感受深埋在心中，所以会影响现在的生活。其中发生在医生身上的移情作用，则能够帮助医生更直接地看清来访者内心的问题本质，这是一种十分特殊的情况。著名心理学家弗洛伊德曾说过，医生必须一直是一张"空白的画纸"，以便来访者能够根据自己的潜意识随时进行移情。意思就是无论在怎样的情况下，医生都必须保持客观，这样来访者才能更坦然地说出自己的创伤，表达情绪。

不过，现在精神科所进行的许多精神分析，和弗洛伊德时代的古典心理学还不太一样，医生通常会理解来访者的故事，接受来访者的反应。在这样的气氛之下，来访者便会对与移情作用无关的现实人物，也就是医生产生好感。因此医生必须更加注意，不应随意将来访者的感情归结于移情作用。

那当来访者对医生产生移情作用时，该怎么应对呢？首先就是不要慌张，要明白产生这样的感觉是每个人都可能出现的正常情况。这种感情的根源存在于过去，不会因为我们刻意否认就消失。不过，自己一个人烦恼于这种感情究竟从何而来，也不是明智的答案。还记得前面说过的防御机制吧？

即使情绪很强烈，但只要有可能引发内心的冲突，就会被压抑在潜意识中，让我们难以察觉。

最好的方法，就是把自己的感受完整地告诉医生。对医生说"我喜欢你"这句话确实很尴尬、难为情，但那只是暂时的。这样的感情会成为探索来访者内心的绝佳机会，所以站在医生的立场，自然会非常感谢来访者的坦白。毕竟从结果来看，这可能会让治疗更进一步。

每个人都有想逃跑的时候

　　每每想到与文廷的最后一次面谈，我都觉得不太舒服，很郁闷。于是，在跟同期医生一起进行的长期案例讨论会上，我讲述了文廷的案例。案例讨论是跟同事介绍自己分析的个案，对感到困扰的地方寻求同事的建议，这在没有客观的指标可以评断来访者状态的精神医学诊疗中，是检验精神科医生的观点是否恰当的必要过程。在这样的研讨会上，我们会针对诊断的正确性、是否对来访者采取了适当的治疗方式以及来访者治疗后的反应进行讨论，比如被我诊断为罹患抑郁症的案例，其他医生是否也认同等。

　　不出所料，听完我们上一次的谈话内容，知勇哥提出了一个很尖锐的问题："以前你很擅长引导来访者自己发现问题，但这次在处理移情作用时，你似乎没有倾听来访者的想法，而是直接告诉来访者你的解释。这是不是因为来访者喜欢你这件事，让你觉得很尴尬，所以想快点结束这个话题？"

的确，以前面谈，我会一直努力引导来访者讲话，避免总是我一个人在说话。但这回在处理移情作用时，因为想要快点结束这个话题，我完全没有给文廷自己思考的时间。这或许是文廷在每一段关系中都要面对的核心问题，我却因为感觉尴尬而轻易得出了结论。

如果没有共鸣，就无法说出口

"文廷，上礼拜我们不是聊到你跟男朋友分手的事情吗？今天我想再聊聊那件事。"

文廷不解地摇了摇头。

"嗯，我该再说些什么呢？上次医生不是已经解释过我内心的状态了吗？我也接受了那个想法。"

"但我觉得好像是我太急着下结论了。我担心我没有仔细听你跟男朋友分手之后的心情，也没有充分了解你对我的感觉，就急着把我的想法告诉你。你觉得呢？"

她一言不发地看着书柜上方，神情非常平静。

"你能明白我的意思吗？你不必担心我会觉得尴尬，我只想听到你真实的心声。"

正当我觉得房间里的气氛越来越凝重时，她开口了。

"当时我理性上能够理解你的解释，但总觉得心里不太舒服，不像之前一样有豁然开朗的感觉。我也想过为什么会这样，应该是因为那天我觉得，医生并没有对我的情绪产生共鸣，但当时我实在没办法把这种感觉说出口。"

"原来是我的解释让你觉得不舒服，那你为什么没有马上把自己的想法告诉我呢？"

"我怕你会失望。"

"你认为我对你有特别的期待吗？"

文廷一言不发，只是呆呆地看着我，我可以从她的眼神中读出她的答案。在案例讨论时，同事说，像文廷这种要通过获得对方好感来保护自尊的人，即使对我的解释感到疑惑也不会表现出来，反而可能会表现出同意的态度。同事说的没错。

"但也因为你的解释，我才能厘清自己的想法。之前我一直觉得，太过认真的关系只会给自己带来压力。通过和你聊天我才知道，那是因为我的自尊心比较低，所以害怕展现自己真实的一面。但那天听完医生说的话之后，我就在想其实还有其他的原因。"

"其他的原因是什么？"

情绪不断累积

"过去我一直配合男朋友的期待，发型、约会的行程都以男朋友的意见为主，虽然没有人强迫我，但我觉得自己就该这么做。"

"是因为你觉得如果不想失去男朋友的爱，就一定要这么做吗？"

"对，感觉只有这样他才会继续喜欢我。但时间一久，我开始很难压抑自己。虽然至今我从来没有意识到这一点，但却下意识对此感到厌烦，甚至会觉得我为什么非得做到这个地步。这样的情绪不断累积，到一定的程度就会爆发，然后只能分手。我突然跟以前在交往的男朋友说要分手，也让对方惊慌失措。其实我也不知道自己为什么会这样，只是心里某个地方觉得和这个人在一起不舒服，但跟医生聊过之后，我开始意识到让我不舒服的问题在哪里了。"

"在谈话时察觉的吗？"

"对，我会比较跟你们两个在一起的感觉，跟医生在一起我比较会说自己的事。一开始我觉得很尴尬，感觉就像把自己最私密的事情暴露在阳光下，也怕医生觉得我很懦弱、无法照顾自己，非常不安。但谈话的过程中，我开始适应正视自己的情绪与内心，也觉得跟医生相处起来比较自在，所以渐渐不再什么都配合男朋友。换成以前，就算有这种想法，我也会刻意忽视，但我现在觉得这才是我真正的想法。"

像医生这样自尊心很高的人也会逃避吗？

"男朋友是因为察觉了你的改变，所以才提出分手的吗？"

"对，虽然提分手的人是他，但归根结底是因为我。"

我现在终于理解，为什么文廷总是单方面宣告分手。

虽然她开始面对压抑的内心，会把这些情绪转变成文字，而且也比较熟悉自己的情绪了，但她在日常生活中无法自由地表达出心中最真实的情绪，这就是另外的问题所在。我突然想起上一次谈话时，文廷告诉我跟同学见面的事情，当时她是这样说的："很奇怪，跟朋友见面不像之前那么开心了。一开始我想是不是他们变了，总觉得哪里怪怪的。回家之后我开始写情绪日记，才终于知道为什么。不是朋友变了，而是我察觉到自己不舒服的情绪了。我一直很在意别人怎么看我，惯于把对方想要的正确答案当成自己真正的想法，然后刻意迎合别人，那天我第一次觉得这样的自己很陌生。"

压抑着文廷的，是希望所有人都能喜欢自己的不切实际的想法。察觉到这一点的她正在逐渐改变，但将内在的想法反映在与他人的关系上，还需要一些时间。因为周遭的朋友对文廷的期待还是改变之前的她。而在诊室里的我知道她的过去与现在，也支持她的改变，所以在跟我的关系中，她可以尽情坦白，而这也演变为她对身为医生的我产生好感。这真的只是单纯的移情作用吗？

对真实人物产生好感是很复杂的情绪，我却全部归结于移情作用，难怪文廷会觉得自己的感情被否定。

"我跟医生聊天时觉得很开心，有时候甚至不觉得这是在接受心理治疗。虽然不知道这样的感情恰不恰当，但当你那天说出'对父亲的幻想'这句话时，老实说我一方面虽然接受这个说法，但另外一方面也确实觉得很难过。"

"谢谢你这么诚实地告诉我，我想，要说出这些话，对你来说也不容易。"

我的话说完，诊室又陷入一阵沉默。虽然一时之间不知道该怎么继续这个话题，但我很确定，不能再继续回避了。

"你的感觉没有错，而我也因为觉得有点尴尬，所以没办法坦然接受你说的那些话。为了逃避这种让我尴尬的感觉，才会急忙解释给你听。"

"像医生这样自尊心很高的人也会逃避吗？"文廷笑着说。

"当然会，我也是人啊。我偶尔也会担心自己的表现不好，遇到没办法掌控的情况时也会想要逃避，就像那天跟你会谈时那样。"

"我不知道医生居然有这种想法，我觉得你一直都很有自信，不太会被动摇。"

"你在别人眼里也并没有不好，但还是会怀疑自己、害怕不被肯定。这是因为你心里一直有个声音在督促着自己：'如果想被认同，就要做得更好！''如果想要被爱，就要隐藏真实的自己，按照别人的期待行动！'我也是一样，现在依然偶尔会被这种声音影响。"

一直自责，反而无法坦然地接受自己

我不太擅长把内心真实的想法告诉别人。每次都会想，身为一位精神科医生却坦率地表达自己的真实想法，这样究竟恰不恰当，但我想告诉文廷，不是只有她有这种问题和烦恼。希望她了解，除了医生的身份，我也是一个不成熟的普通人，也希望这能够帮助她以更乐观的态度看待自己。

文廷沉思了一下，然后冷静地说："听完你今天说的这些，我反而觉得很轻松。老实说，上次有种就连医生也不了解我的感觉，我很难过，觉得好像不该跟你说，担心你会因此讨厌我。"

"我跟你期待的不一样，会不会让你失望了呢？"

"不会，虽然烦恼的程度不太一样，但知道医生跟我有类似的烦恼，反而让我得到了安慰。我原本觉得是因为我不够好，所以才会经常感到尴尬、想要逃避。现在知道不是只有我这样，反而更有勇气了。"

"没错，想要逃避难以面对、尴尬的情况是人之常情，我认为不断重复这样的过程，进而掌握自己的心态非常重要，并且不需要因此责怪自己。如果一直自责，反而会无法坦然地接受

自己，最后可能又会开始逃避。重要的是了解自己，然后接受自己。"

"了解，然后接受吗？"

"对，写作到一半突然想停下来的时候，就要意识到这是自己想要逃避，然后接受这样的自己。不要觉得'又来了'，然后对自己失望、失去信心。要给自己一点时间、一点勇气。要想熟悉这个过程，就必须好好练习。其实我也一样，今天跟你聊这些，真的很需要勇气。承认自己表现得不成熟，其实很困难，我担心你会因此失望，但我还是会努力接受自己这一点。其实我也一直在努力练习中。"

"原来医生也在跟我一起练习，那你是不是该退门诊费给我？"

开了个玩笑、乐开怀的文廷，看起来像是卸下了肩上的重担。我承认了自己的缺点，从此也不再是单方面理解、接受文廷一切的理想男人了。但我同时也找到了新的定位，那就是跟她有着类似的担忧与烦恼、像朋友一样的精神科医生。担心她其实没有对我产生移情作用、害怕她不信任我，都只是杞人忧天。文廷反而通过这件事更深入地了解了自己的内心，也能更自在地把想法说出口了。

***

文廷的不安，并没有因为谈话全部消失。她依然对别人的评价非常敏感，但是她不再忽视这些不安，下意识逃避的行为也渐渐消失了。通过更有效率的创作，她反而获得了比以前更好的评价。

书写情绪日记、尝试倾听自己的内心，成了文廷重新控制自己的起点。

虽然无法百分之百依照个人意志调整情绪和想法，但仅仅是试着了解它们，就能一定程度地预测、控制自己的行为。熟悉依照个人意志控制行为的方式后，就会觉得生活都在自己的掌控中，这叫作"自我控制"。自我控制会发展成自我效能，让我们相信自己有完成某些事情的能力，最后会成为我们常说的自尊心，让我们相信自己有价值、值得获得尊重。

对于刚刚开始有所改变的文廷，我只叮嘱她一件事：接受自己的情绪，即使有时候不如人意，也绝对不要失望。就像刚学会骑自行车，没办法骑得很快一样，即使发现了问题所在，想用全新的方式来面对这个世界，我们也不可能立刻摆脱过去的习惯。我们需要时间熟悉新的思维，在这个过程中，即使失败几次，也不是什么大问题。

重要的是，不要逃避，努力面对。

找到隐藏在内心深处的情绪

我们在日常生活中常提到"情绪",但如果真要用语言来说明情绪是什么,却发现很难描述。如果想用语言表达情绪,那就要练习了解这些情绪,也就是必须专注于平时不会注意到的内心状态。如果是像文廷这种总是把真心隐藏在笑脸面具下的人,刚开始时肯定会遭遇困难。

如果你是这样的人,那我建议你试着写情绪日记。首先,找出一天中最让你印象深刻的一件事。不必很特别,即使只是和平常差不多的事情也可以。把事情详细地写下来,然后写下它让你产生了怎样的情绪。

接下来再写是什么样的想法引起了这样的情绪。我们常说"心情好的事""心情不好的事",这是因为我们都以为事件本身会引发情绪,但其实引发情绪的是看待该事件的想法。最后一个阶段，就是要写下在产生想法与情绪之后的具体行为。下面是个简单的例子。

- 事件

    因为一整个晚上都联系不上男朋友，我们吵了一架。我给他发了消息，但只收到一条短短的回复，连通电话都没有。

- 情绪

    心情很差。（×）→我想跟男朋友在一起，但却没有实现，这让我很焦虑、很不开心。我一直担心他是不是发生了什么事，一直很紧张，我对这样的自己感到失望，真讨厌让我这么紧张的他。（○）

- 想法

    男朋友的反应跟平常不一样，我感觉很奇怪。我在想，他会不会是丢下我跑去跟谁见面了，真不知道为什么总是我单方面在黏他。

- 行动

    电话一接通，我就生气地对他大吼大叫。

一般情况下，人们并不会特意去解释事件的意义，也不明白那样的解释会引发什么情绪。大多数的意外和情绪反应，都是按照过去形成的行为模式自动运作的。但这种再自然不过的反应，通常是折磨我们的问题的核心。情绪日记可以帮助每个人了解自己的想法与情绪，并将这些化作语言，让我们有机会发现过去未曾察觉的错误行为模式。适当地为这些藏在内心深处且杂乱无章的情绪命名，就是解决心理问题的第一步。

书写情绪日记、尝试倾听自己的内心。

重新控制自己的情绪与想法。

自我控制会发展成自我效能，

让我们相信自己有完成某些事情的能力，

最后会成为我们常说的自尊心，

让我们相信自己有价值、值得获得尊重。

故事 **2**

因为无法控制情绪
而混乱吗？

舞台剧中，

要进入下一幕之前，

为了整理舞台上的摆设和道具，会暂时关掉灯光，

这称为"暗场"。

身为一位精神科医生，

偶尔会遇到好像站在舞台上表演的来访者。

比如，在准备进入人生的下一阶段时，

会经历一个如告别仪式的成长之痛；

或是在要离开熟悉的对象、失去固定的居所时，

会深深地为这种怅然若失的感觉所困扰。

那难以面对的过去会像幽灵一样，

不断出现在现实生活中，折磨自己。

洪珠就是在面临这种成长之痛时来求诊的。

——"脑内探险队"金知勇

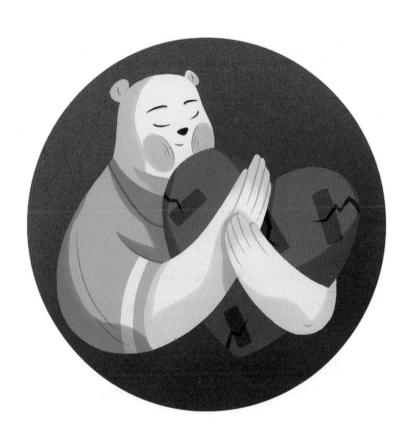

〔谈话室〕

太太变得很奇怪

虽然大儿子以只有3.2千克的娇小身躯来到这个世界，但他却像个黑洞一样，以不可思议的重力吞噬着我与太太的生活。前几周孩子时时刻刻都可能会哭，那哭声对我来说有如不知何时、为什么会响起的紧急灾难警报。每次我们都会用排除法，一一满足他可能会有的各种需求，直到"警报"解除。

也因为这样的回忆实在太过深刻，所以当我第一次见到有个1岁女儿的永才和洪珠夫妇时，便不由自主地将他们当成自己的伙伴。不出所料，夫妻俩认为自己所面临的问题是产后抑郁症。是啊，他们确实处在一个很辛苦的时期。

我用一副好像什么都知道的表情，带着包容的微笑看着这对新手父母。

"医生，我觉得我不是抑郁症。"

看起来比我还年轻的洪珠走进诊室，一坐下就歪了歪头。她先生稍微解释了两人遭遇的情况，但她似乎并不同意这样的说法。

"我先生说我最近很奇怪，给我看了产后抑郁症的报道，认为那就是在说我。那篇报道有些内容我深有同感，但我并不抑郁。产后抑郁症也是抑郁症，但我并没有像一般抑郁症一样，不想跟人见面，而且也没有一直觉得提不起劲。"

"原来如此，那你对产后抑郁症的报道有共鸣的部分是什么呢？"

说话很有条理的洪珠，紧抿着唇，露出有些困扰的表情。这时候，她先生永才说话了："由我来说有点不太好……问题是她会动手打孩子。她以前不会这么做，但从一个月前开始，她会突然对孩子发脾气，有时候还会出手打小孩，接着又因为觉得对不起孩子而哭个不停。虽然她说她不是抑郁，但她的情绪起伏实在太大了，这应该算是抑郁症的症状吧？"

听完先生的解释，我的脸随即转向洪珠。她看起来非常温柔和善，不像会打孩子的妈妈。不过，长相并不能说明什么问题。

我一边听永才说话，一边提醒自己以貌取人是很危险的行为。

突然对孩子发火

两人3年前认识，交往5个月后就结婚了，女儿一年前出生。永才是一位公务员，经常需要加班，所以育儿工作几乎全部由洪珠负责。怀孕之后辞去企业行政工作的洪珠，在没有双方父母与保姆的协助之下，独自照顾女儿。女儿刚出生时还没有任何问题，然而从一个月前开始，洪珠会突然对女儿大发雷霆、用手掌使劲打女儿的屁股。打完之后，却又像变成另一个人一样，被自己刚才的举动吓到，并难过痛哭。

先生说明情况的时候，洪珠一直抿着唇、紧握着拳头，明显是对这番话感到不自在。

"确实让人担心。你说一个月前突然开始这样，当时是否发生了什么让太太感觉很有压力的事呢？"

"没有，没发生什么特别的事。"

"有件事让我很在意。"

先生与洪珠的回答并不一致。洪珠说没有什么特别的事，但她先生却接着说了下去。

"她跟我吵架了。我们从交往到现在从来没吵过架。她通常都会大方地接受我的意见，但一个月前那次，是我们认识以来最严重的争执，我想会不会是从那时开始改变的。"

"发生什么事情让两位吵架了呢？"

"因为她真的让我很生气。要自己一个人照顾还没满周岁的小孩本来就不容易，我父母又住得很远，我不可能请他们帮忙，虽然很不好意思，但也只能请住得比较近的岳母帮忙。没想到我太太却一口回绝，说不能因为照顾不好小孩，就去给她妈妈添麻烦。我提议不然请个帮忙打扫、煮饭的小时工，她也说不要。这样也不要，那样也不要，我实在气不过，所以就说岳母明知道自己女儿正为了外孙女在受苦，却无动于衷，太冷漠了，结果……"

"不要再说这件事了，这两件事有什么关系？"

"医生你看，她平常不会这样大声说话，但一提到岳母的事情就会变得很敏感。"

先生越展现出想要解决问题的态度，身为当事人的洪珠的表情就越是不自然。我对先生说，谢谢他让我更了解状况，并请他先到休息室去等候。最重要的是，我要听听当事人洪珠怎么说，来了解整个事件。

"已经独立的人，为什么要别人帮忙？"

诊室里只剩下我们两个之后，一直坐立难安的洪珠便急忙开口："医生，我先生是因为觉得他帮不上忙很抱歉，所以才会责怪我母亲。我母亲一个人经营一家店，把我们三个孩子养大，现在好不容易可以有自己的生活了，我怎么能麻烦她来帮我照顾孩子呢？那样真的太不知羞耻了。"

"原来是因为这样，才不请你的母亲帮忙啊。你说你是三姐弟中的老二对吧？那你的姐姐跟弟弟，也都是在没有母亲的帮助下自己带孩子的吗？"

听完我说的话，洪珠带着惊恐的表情摇了摇头。

"我跟姐姐和弟弟关系不好。他们都已经30多岁了，但还是很依赖母亲。弟弟是老幺，虽然已经成家立业，但在母亲眼里他依然是个孩子。我姐姐……姐姐从小就很自我，很不懂事。所以怎么可以连我都依靠母亲？"

既然结婚了，就要自己负责做家务、带孩子，这种想法很正常。但带孩子相当于24小时都要配合别人，所以即便是独立、意志坚强的人，依然会难以承受。况且洪珠的姐姐和弟弟都一直依靠母亲帮忙带孩子、打理家务。三姐弟中只有她一个人不接受父母任何协助，所以我能够理解为什么洪珠的先生会埋怨。

"像我这样的妈妈，不要存在比较好？"

"父母跟兄弟姐妹的事情我们以后慢慢谈。今天先来谈谈你和女儿的事吧。这对你来说可能会有点困难，但我还是想了解一下你是在什么样的情况下对孩子发火的。可以回想一下最近的情况。"

"我……我也不知道。"

"没关系，突然被问这个，一时间可能想不出来，毕竟这不是什么好的回忆。请你说说看最近发生过什么情况，或是你现在想到的一些小事也可以。"

"最近一次生气……是在昨天。我因为照顾孩子错过了晚饭时间，很晚才能吃饭，但孩子却一直吵着要我抱她。我已经抱她一整天了，连一顿饭都不能好好吃，感觉就像是她故意扯着嗓子哭给我听，要来折磨我一样。我知道自己说的话很不可思议，但昨天真的太生气了……之后完全没意识到我到底做了什么。正好下班回家的老公阻止了我，他说我那时候正在打女儿的背。我觉得我应该是疯了，医生也觉得我很奇怪吧？"

"不，你不必在意我怎么看你。你原本不会这样，现在只是突然出了点问题而已。你可以放心说下去。"

"一个月前，不管多么辛苦我也没打过孩子。为什么会突然变成这样呢？我也觉得很困扰，孩子不知道会多慌张？怎么会有我这样的妈妈？我长这么大，从来没有被我妈妈打过。她不仅能照顾我们三个孩子，还把工作做得很好。我只是在家里带孩子，怎么会变成这样？要是她知道我打孩子，那她会多失望……"

洪珠好不容易才忍住即将夺眶而出的眼泪，用细细的颤抖的声音艰难地说着。她担心自己的存在反而会伤害心爱的孩子，我可以从她说的话中感受到她的真诚。但为什么讲跟女儿有关的事情，会突然转为对母亲的罪恶感呢？是因为刚开始谈话时，先生提起她母亲的事情吗？还是说这是了解洪珠内心的重要线索呢？

一起找出愤怒的原因

我们一直谈到超时很久，才终于结束第一次谈话。我对坐在洪珠旁边的她的先生说，洪珠罹患产后抑郁症的可能性并不高。激素急剧变化导致的生理性产后抑郁症，通常是在产后3个月左右，最迟也会在产后6个月内发生。而洪珠的变化，是在已经过了一般的发病时期之后才出现的。

除了瞬间表现出愤怒的情绪，洪珠并没有其他的抑郁症症状。再加上过去她不曾患过抑郁症，也没有类似的家族病史，比起生理变化引发的产后抑郁症，我更倾向于认为是复杂的心理因素所致。

不过，突然暴怒确实是个不容忽视的问题，而且洪珠发泄愤怒的对象，是完全没有自我保护能力的1岁大的婴儿，这也使情况更加严重。我们决定每周定期会谈一次，一起找出让洪珠愤怒的原因，并寻求改善问题的方法。我看着洪珠的眼睛，叮嘱她一件事："下次谈话之前，如果又对孩子发脾气，你就要问问自己'我现在为什么这么生气'。注意力不要放在孩子的行为上，而要放在你自己的情绪上。"

洪珠听完我的话，轻轻地点点头，说她会注意。我看着两人离开诊室的背影，心中恳切地祈祷，希望下次见面之前，洪珠都不要再打孩子。诊室的门关上之后，我为了记录这次面谈的内容，把身体转向屏幕，于是便看见了放在书桌上的相框。照片中是我的两个儿子，他们笑得很开心。我盯着他们，很久很久。

当最棒的祝福成了最痛苦的时刻

女性罹患抑郁症的概率是男性的两倍。原因有很多，其中最主要的就是女性激素比男性激素跟抑郁症的关联性更高。女性激素水平会因为月经、停经以及生产等生理状况急速改变，这会对血清素等大脑激素产生影响，进而引发抑郁症。

尤其是过去10个月在自己体内分享一切的小小生命体突然离开，对产妇来说是很大的变化，所以生产对情绪的影响也很大。75%的产妇在产后数天内会没来由地感到抑郁、不安，容易掉眼泪。

这种产后抑郁感，通常不需要治疗就会自行消失，但有10%~15%的产妇，在生产完的3个月内会罹患产后抑郁症。

产后抑郁症与会完全消失的产后抑郁感不同，一定要寻求专业干预。因为产后抑郁症不仅会对产妇的生活造成影响，未来复发的可能性很高，还可能发展成躁郁症。再加上这段时间，孩子会通过与母亲之间的关系来发展待人方式与自我个性，母亲如果因为抑郁症而失去活力，就难以和孩子产生强大的联结。因此，无论是为了母亲还是孩子，产后抑郁症都必须尽快得到治疗。

产后抑郁症并不完全由激素造成。在这个每天 24 小时都必须专心带孩子的时期，产妇会产生与社会脱节的隔绝感与孤立感，从而患上抑郁症。人类基本上来说是一种社会性动物，无论孩子再怎么可爱，一个人突然断绝其他所有的社会连接，情绪也一定都会受到影响。研究显示，其他家庭成员把照顾小孩这件事交给产妇，让产妇进入孤独育儿的状态，会增加产妇罹患产后抑郁症的概率。如果社会上能有越来越多的人知道，抑郁症必须在初期就接受专业治疗，而且家人也必须一同参与育儿活动，受产后抑郁症所苦的母亲是否就会渐渐减少？

为什么总是对妈妈感到愧疚？

"您家中有两个孩子吗？我看您东西都买两份。"

那是我接到太太的指令，在下班路上顺道去超市帮孩子买零食时发生的事。为我结账的店员亲切地跟我搭话，忙着把东西装袋、想早点回家的我，听到店员说的话便扭头看了看我买的东西。除了太太和我小酌时要喝的罐装啤酒之外，其他的零食、面包、人气动画主角公仔，甚至连小儿子几乎不吃的冰激凌，我都买了两份。

如果家里有两个孩子，那东西就一定都要买两份，而且款式跟颜色都要一样。这样才能够防止兄弟姐妹之间因为觉得对方分到的东西更多或更好而哭闹。若家中有年龄差距不大的子女，父母就更容易通过多次类似的经验学习到这样的智慧。由于家里的两个儿子只差1岁，所以我在买小孩用的东西时，一定会买两个一模一样的。在抱大儿子时，会同时安慰也在哭闹想要抱抱的小儿子；抱小儿子时，也会去注意因此不开心的大儿子。这种年龄差距不大的手足之间产生相互竞争物品或父母关注的心态，在他们的成长过程中是很自然的现象。

结完账要离开时，我突然想起上次跟洪珠的谈话。我说想听听她小时候的事，洪珠便告诉我她是"自己一个人也能过得很好的乖孩子"。通常"夹"在老大跟老三之间的老二，成长过程都不会太平顺，更何况只比洪珠小1岁的弟弟，是家庭观念相当保守的父母殷殷期盼的儿子。所以我认为她在成长过程中，可能会产生相对的剥夺感。但谈话过程中，洪珠并没有表现出这种感觉。我想下次会谈时，应该跟洪珠多谈谈这方面的事。

"我不能自私地只想着自己"

"你没有上大学，而是到妈妈的店里帮忙对吗？"

"我家的状况没办法让三个孩子都上大学，妈妈要负担姐姐跟弟弟的学费已经很辛苦了，所以就问我能不能别上大学，直接到店里帮忙。其实我是三个孩子当中成绩最好的，但我不能自私地只想着自己。"

"出去找工作是在妈妈关店之后的事吗？"

"对，怀孕之后我想继续工作，但先生跟婆家都希望我不要太勉强，所以我就辞职了。"

"看来你很适应上班工作喽。"

"虽然没有特别喜欢上班，但自己一个人在家也没什么意思，而且父母退休之后也需要生活费。"

"原来如此。那结婚之后，你还是继续给父母生活费吗？"

"对，姐姐跟弟弟不太会顾到他们，我能怎么办呢？至少我得记挂着他们两个吧。他们辛辛苦苦把我抚养长大，我却将近一年没给他们生活费了，真的感到很愧疚，这样下去怎么办呢？"

"你觉得很愧疚吗？"

"对，非常愧疚，而且现在我的情况……连一个孩子都照顾不好，还来看精神科。我真的很惭愧，要是他们知道我因为打小孩来看精神科，会怎么想呢？"

洪珠停下来，擦了擦眼角的泪水。我把桌子上的纸巾推到她面前。回想她所说的话，我一直觉得哪里怪怪的。愧疚，愧疚？为什么会感到愧疚呢？

洪珠在成长过程中属于安静、听话的好孩子，是主动读书、上进的模范生，是考虑到家中经济条件而没有上大学、选择到父母的店里帮忙且从来没有抱怨过一句的孝顺孩子，是结婚后继续寄生活费回家的女儿……然而，洪珠却几乎没有获得任何家中的支持或关心。

我想起第一次谈话时洪珠老公吐露不满的样子。听了她的话，我产生了跟洪珠老公一样的想法。洪珠在成长过程中被父母区别对待，觉得郁闷、怨恨都是很自然的。但身为当事人的洪珠并没有责怪姐姐和弟弟，而是默默接受了这一切。

为什么要成为顺从父母的女儿呢？

"小时候你跟姐姐和弟弟的关系怎么样？"

从第三者的角度来看确实是差别待遇，但不知道当事人究竟怎么想，所以我才问了这个问题。

"不怎么样，并不是特别好，但也没有特别差，可是姐姐好像很嫉妒弟弟，甚至连小时候的我都觉得她很不懂事。看着这样的姐姐，我就觉得自己不能这样对弟弟。妈妈也总是对我说'那两个孩子都很让人费心，只有你很独立'，弟弟至今还是很让妈妈费心。结婚后，因为弟弟和弟媳都要上班，工作很忙，所以每到周末妈妈就会给他们送一些小菜，而他也毫不在意地接受……"

"原来如此，那姐姐跟弟弟给你什么样的感觉？"

"就，有点……让人失望？"

洪珠好像想说什么，停了一下，却没有继续说下去。与谈到母亲时的态度不同，在说手足的事情时，她似乎总是努力维持不冷不热、毫不在乎的态度。是防御机制的缘故吗？

洪珠的父母虽然很保守，但并不是独断的人。那为什么洪珠会觉得自己必须成为顺从父母的女儿呢？

我提醒自己别太过逼迫洪珠，而是小心翼翼地问起她成长过程中令我好奇的部分。

洪珠说，按照父母的说法，她小时候经常和姐姐吵架。但弟弟出生后的一两年里，年幼的洪珠突然变了。或许是因为身为幺子的弟弟出生后立刻独占了父母的爱，洪珠和姐姐的争执再也没有任何意义了。那是不是可以假设以下的情况：家中发生新的变化时，姐姐认为"至少我还是老大，不能输给后来的孩子"，坚守自己的地位，而夹在两人之间的洪珠，就得去找可以获得父母关爱的新方法，所以，她决定当一个顺从、不惹是生非的孩子？是否在经历过好好听父母的话、获得父母的称赞之后，她就决定以此为自己的"生存之道"了呢？

虽然洪珠希望通过顺从来获得爱与关注，但是事与愿违，父母并没有更多地关心她这个听话、省心的老二。而这种反应并没有让洪珠感到挫败、产生反抗情绪，反而让她更坚守这样的生存之道。她与姐姐弟弟不同，不上补习班就能获得好成绩，还自己打工赚零用钱。我在脑海中整理了许多跟年幼的洪珠心理有关的假设，并自然而然地说："你从小就很稳重呢！"

"那又有什么用？我现在连女儿都照顾不好，我妈要是知道这件事，会说什么呢……"

又是挫败感。洪珠低下了头，似乎是想要掩饰自己快要哭出来的表情。

"洪珠，照顾不好孩子，要到医院求助这件事情，让你感觉很对不起妈妈吗？"

"对，因为我没能做好自己该做的事。"

我思考着这样的罪恶感究竟从何而来。趁着我整理思绪的空当，洪珠问我："医生，我是为了孩子的问题而来，但为什么我们好像一直在谈别的事？"

这是我从未听过的一种让人感觉不太自在的语调。

"孩子的事情当然也要谈，但你应该也感觉到了，谈话过程中，你会很自然地提起母亲的事、姐姐和弟弟的事。虽然你没意识到，但既然会一直重复提起这些事情，通常都有特殊原因，所以我才会一直追问。"

结束谈话后，洪珠离开诊室的表情实在让我无法释怀。看着她的背影，我陷入了沉思。她会自然地提起母亲的事情，同时也因此感到不适。会不会是害怕提起母亲的事，反而暴露了她对母亲真实的想法？我突然想起"反向形成"这个词。

老大很独立，老幺很自私？

我们知道，一个人的个性取决于天生的气质、与父母的关系、后天与同龄朋友的关系、过去的创伤等许多因素。心理学家阿尔弗雷德·阿德勒认为，出生顺序会使我们拥有特定的个性。这一点并不完全适用于所有情况，但社会上确实存在"老大独立，老幺自私"的普遍认知。阿德勒所说的出生顺序，究竟会带来怎样的个性差异？

老大从在母亲肚子里开始，就处在众人的关爱之下，所以总是很有自信、很果断。

但弟妹出生之后，过去属于自己的理所当然的关爱，就会全部转移。这时候产生的失落感，就像宝座被抢走一样。这种打击，会对孩子的人生造成全面的影响。如果父母能让老大重新感受到充分的关爱，那失落感可能很快就会消失；如果没有，老大就会开始惹是生非，以博得父母的关注。但这种做法反而会使他失去更多的爱。不受父母关爱的老大长大之后，会对权力与地位产生兴趣，在社会上取得一定的地位后，也会一直担心有人取代自己。当然，迎接弟妹带来的影响，对老大来说也是一个成长的契机。如果父母能够引导老大，请他帮忙一起照顾弟妹，那么老大就可能会变成一个懂得照顾、帮助他人的人。

最后一个出生的老幺，则有霸占父母关爱的倾向。他们不需要担心有人抢走自己的位置，因为心理上有足够的安全感，且获得了充足的关爱，所以老幺的社会地位通常会比其他兄弟姐妹高上许多。但老幺也并非绝对有利。过度的关注与保护，可能会使老幺不够独立。老幺也可能会因为其他兄弟姐妹比自己更强势而产生低人一等的感受。这种低人一等的感觉，会让他成为最有野心的孩子，同时也会因为野心太大而感到沮丧，进而成为最懒惰的孩子。

那夹在老大和老幺之间的老二呢？老二从出生的那一刻起，就总是有一个比自己大的哥哥或姐姐。老二跟随着这样的手足成长，通常比较早熟。因为很早就产生竞争心态，所以长大之后，老二会一直像被人追赶着一样，急切地锻炼自己。这通常会成为一种原动力，促使老二在社会上取得巨大的成功。如果竞争者老大太过强势，或是突然出现一个弟妹，使父母过度偏袒老大或老幺的话，老二很可能会放弃竞争。

前面也提到过，阿德勒的理论并非总是正确的。尤其现在和阿德勒的时代不同，家庭的形态已经从大家庭转变为核心家庭，几乎很少有家庭会生三个孩子，所以这套理论套用起来确实有些不合适。但在跟来访者谈话时，他们的出生顺序确实偶尔也会提供线索，帮助我们找出其个性的成因。大家觉得自己的个性受到出生顺序多大的影响呢？

被妈妈拒绝，真的没关系吗？

谈话的时候，洪珠表现出来的情绪大多是对母亲的罪恶感。有时候比起挨打的1岁女儿，她对毫不知情的母亲产生的罪恶感反而更大。我在想，或许这样的罪恶感其实来自其他的情感。

"反向形成。"

人类在感到愤怒，或是有能够发泄愤怒的对象时，可以轻易地表达出自己的情绪。但如果过度愤怒，或当我们对父母这种潜意识中认为不能忤逆的对象感到愤怒时，情绪就无法浮现到表层意识中，而被关在潜意识里。

这时候，被深埋在潜意识里的愤怒就会不断向外涌，进而转变成其他的情绪表现出来。在上一次的谈话当中，洪珠表现出不愿谈论原生家庭，尤其是不愿谈论母亲的态度。看到这样的反应，我凭直觉认为，她跟母亲的关系或许是帮助洪珠面对问题的关键。

"我总是可以一个人把事情做好"

"暂时拜托别人帮你带孩子，你觉得怎么样？为了孩子、为了你自己，请别人帮忙似乎是比较好的选择。"

谈话刚开始，洪珠就哭着说她又对孩子动手了。开始咨询的这一个月间，会突然对孩子发火的情况虽然没有恶化，但也没有改善。我安抚着洪珠，同时也建议她寻求帮助。

如果能够请别人帮忙带孩子，减轻心理负担，至少可以降低对孩子发火的概率，或是减少对孩子施暴的次数。洪珠突然涌上心头的愤怒和对母亲的罪恶感都需要更深入的治疗，但现在保护孩子才是当务之急。我考虑了很久才提出这样的建议，但洪珠似乎不能接受，全身僵硬且一脸困扰的样子。不知不觉间，她的眼眶里都是泪水。

"之前我也说过，难道我要因为养一个女儿遇到一点困难，就请一辈子拉扯三个孩子长大，还要兼顾工作的母亲帮忙吗？"

虽然我没有特别提到她母亲，但洪珠又很自然地主动提起母亲的事。虽然她可能误解了我的建议，但我认为洪珠的"感情投注"（cathexis，精神分析学说中的一种状态，全神贯注）正聚焦在她的母亲身上，所以决定继续观察她的反应。

"怎么可以连我都像姐姐或弟弟那样麻烦她？而且我又不是小孩子了。"

我并没有对洪珠的话做出反应，只是继续沉默着。医生的沉默有时候能够传达"我想听的并不是这种表面话"的意思。为了谈论更深层的情感，有时候医生会刻意保持沉默。我承受着这令人不适的静默，等待洪珠的反应。

不知过了多久，犹豫不决的洪珠好不容易开口，说出了令人意外的话。

"我都没跟老公说过，其实两个月前我跟我妈提过这件事。"

"请她帮你照顾孩子吗？"

"对，身边的朋友大部分是请妈妈帮忙，即使没有主动提，娘家或婆家也会经常帮忙带孩子。再加上我姐姐的孩子已经上幼儿园，弟弟还没生小孩，所以我就问妈妈可不可以帮我带一下孩子。"

不仅没有跟老公说，就连面谈时也从未告诉过我这件事。洪珠为什么要一直隐瞒？我不想让她因为我过度激动的反应而退缩，所以便尽量若无其事地问她："原来如此，那你母亲说了什么？"

似乎没办法三言两语就说清楚，洪珠先叹了口气才开口。虽然语调很平静，但却听得出她的忧郁和悲伤。

"她说'你不是可以自己处理吗'，所以我更说不出口了。毕竟我跟姐姐和弟弟不同，总是可以一个人把事情做好，所以这次我也得自己想办法。"

在说这段话的时候，我想看着洪珠的眼睛，她却一直低着头，躲避我的视线。

眉头微微皱起、门牙紧咬着嘴唇的动作，都显示出洪珠心里很难受。请求母亲的帮助却遭到拒绝，对洪珠来说是很大的痛苦。所以即使和老公大吵一架，她也没有把这件事说出口，谈话时如果不是我刻意引导，她会一直保守这个秘密。

母亲的影响力

"等等，这么说来，你遭到母亲拒绝大约是两个月前的事情了？"

这也让我更加确信，谈话过程中洪珠谈到的每件事情，最后都会和她对母亲的罪恶感连接在一起，并不是我的错觉。我同时也确信，洪珠会突然对孩子发泄怒气，也和请求母亲的帮助却遭到拒绝有关系。

"当时你有什么感觉？"

"当时吗？感觉好像我不该提起这件事，我不能对妈妈提出这样的要求。"

洪珠脸上的悲伤神情不知不觉消失了，她又恢复到之前冷静的模样。她看着我露出微笑，这样的她让我想起过去这一个月以来的她。洪珠每次来医院时，都会买饮料给我，即使情绪激动到快要流泪，也会立刻压制下来，然后像现在这样露出微笑。她似乎认为，即使面对身为医生的我，也必须展现出最好的一面。

"原来如此，那当时你的情绪怎么样呢？"

"我也不记得了，已经是两个月前的事了，我没太在意。"

"无论是模糊的感觉，还是重新回想起当时的情况后感受到的情绪，都可以告诉我。"

"我觉得自己太冲动了，居然会跟妈妈说这种话……我有点后悔。"

"觉得早知如此就不该提这个要求吗？"

"大概是吧。但我真的记不清楚了，再怎么想也想不起来，我们一定要继续谈这个话题吗？"

"谈论这件事让你觉得不舒服吗？"

"对，我是为了解决打小孩的事情才来的，但这一个月好像一直在谈一些无关紧要的事，而且医生你总是……好像我跟我妈之间有问题一样，一直追问。"

"原来你是这样想的。要想了解你，就有必要了解你的成长过程。而对你来说，母亲的影响力似乎很特别、很大。我并不是把自己的感觉强加在你身上，但如果我是你的话，我会对母亲感到很无奈、很生气。"

"我并没有压抑对妈妈的怒气，为什么你觉得我会责怪我妈妈呢？"

洪珠似乎不同意我说的话，突然激动起来。平时很温柔的人突然露出截然不同的一面固然令我惊讶，但我同时也察觉到，她似乎终于表现出一直深藏在心中的某些情绪。洪珠会不会在内心深处创造了一个无人可以碰触的神圣领域，并将当了一辈子公务员的权威父亲，以及受贫困生活所苦、仍努力把三个孩子养大的母亲封印在那里呢？

对洪珠来说，我是一脚踏入圣域的入侵者，她努力想把这个入侵者赶走。

这样的对峙一直持续到谈话结束，都还没有一点点松动的迹象。洪珠比平时更快地离开了诊室。看着她的背影，我有预感，未来的谈话或许会遭到强烈的抵抗。

果然，我的预感没错。

被压抑的情感，会转向意想不到的地方

听了洪珠的故事，会不会觉得很郁闷？一辈子不曾反抗过父母，总是乖巧顺从的她，却遭到这种不闻不问的对待。大多数人肯定不只觉得难过，甚至会气愤难平，但洪珠却不断说自己很对不起父母。这种态度，是一种名叫**"反向形成"**的防御机制导致的。所谓反向形成，就是采取与内心的动机、欲望完全相反的行为，来表达压抑的情绪和需求。俗话说，以德报怨。反向形成就是这样的一种防御机制。反向形成出现的情况大致可分为以下两种：情绪本身太过强烈，或是对不正确的对象持有错误的想法，或两者皆是。

洪珠应该是属于后一种。

她很听父母的话，想要通过这种方式来获得个人价值认同。从选择这种生活方式起，她就与父母建立起独特的关系。一般人通过偶尔对父母发泄负面情绪来排解不满，但洪珠却因为这种防御机制，30 多年来从不曾对父母表达愤怒，一直压抑至今。洪珠的超我无法忍耐这种对父母的巨大愤怒，所以如火球般热烈的情绪只能被压抑在潜意识里。本应该在潜意识与超我之间协调的"自我"，也站在超我那一边，因为听从父母的话就是她的人生目的。

无论自我和超我如何压抑，愤怒的情绪都不会消失。现实无法改变，而时间不断流逝，洪珠内心不满的情绪自然越来越高涨。当潜意识再也无法承受的时候，愤怒就会避开自我与超我的监视，以和真实原因毫不相干的方式表现出来。以洪珠的情况来看，她的愤怒化身为无法摆脱"顺从父母"这个人生目的的"罪恶感"。

反向形成这种防御机制，虽然能够在短期内有效地处理负面情绪，但过度使用也会造成问题，就像洪珠的愤怒情绪会以罪恶感的方式重新出现。

这样的情况使她陷入无法掌握个人真实情绪的状态。

大家的潜意识里，都藏着怎样的情绪呢？其中是否有令你难以接受而一直被压抑着的呢？

打破心理界线令人痛苦

　　人生在世，一些记忆和痕迹会留在我们心里。有些东西就像褪下来的皮一样，很快就能剥掉，但有些却深埋进心里，隐藏它们的真实面貌，让我们感到痛苦却不知道为什么。即使好不容易找到痛苦的原因，我们也会因为它埋得实在太深，觉得与其连根拔起，还不如继续承受。精神分析学中将这种抗拒反应称为"心理抗拒"。长时间深藏在潜意识里的情绪若浮到表面，我们的内心就会警铃大作。人们担心隐藏的那些东西一旦现身，就会导致难以承受的事情，所以在事情还没发生时就开始害怕。这种抗拒会以愤怒、逃避、否定等各种形式出现，在精神分析当中是很常见的情况。

　　洪珠潜意识中似乎想以逃避谈话来拒绝改变。

继续挖掘不自在的情绪

两星期后才出现在诊室的洪珠，一看到我就以开朗的声音说，今天她老公下班比较晚，她差点迟到，最后搭了出租车才准时抵达。来访者没有在预定时间看诊的理由有千百种，而下一次看诊时的反应也五花八门。有些人会据实以告，很快道歉并说明事情原委；也有像洪珠这样，认为只要假装没事就行的装傻类型。无论是哪一种情况，了解他们缺席的原因都很重要，即使那会让来访者和医生都感到有些尴尬，也依然要问。

"那上次面谈没来，也是因为你先生没有准时下班吗？"

"不，不是，不是那个原因……很抱歉没提前跟你说一声，让医生白等……"

"今天就从上次为什么没来这件事情开始聊起好吗？你应该不是会无故缺席的人，我很好奇原因是什么。"

"没有什么特别的原因……医生你突然这样问，我不知道该怎么说才好。"

洪珠不停揉搓着自己的手，并看了看我的脸色，最后终于耐不住漫长的沉默，艰难地开了口："嗯，上次谈完回家之后，我心里一直不太舒服，所以才没有来。我生气了，我想医生应该也觉得不太舒服吧。"

"你这样想很正常，但我并没有觉得不舒服，所以你不用担心。除了担心我的反应之外，还有其他的原因吗？"

越是特别在意某个话题，就越表示那个话题非常有可能和内心深处的问题有关。洪珠再度回来看诊我很开心，但我并没有因此赞赏她，而是决定继续挖掘让她内心不自在的情绪。

"我尽量不去想让自己不快乐的事，但奇怪的是我却一直想起这件事，每次想起来的时候都觉得很不舒服，所以就生气了。本来是想让自己放轻松一点，才开始接受精神治疗，但我却变得更不愉快了。我很生气，也无法接受你说的话。医生你才认识我一个月而已，却好像很了解我一样，一直说我心里怎样怎样，让我感到很不舒服。听我说这种话你应该也很不高兴吧，真是抱歉。"

"不，没关系，你这样想是正常的，不用太在意，可以继续说下去。"

过了一会儿，洪珠好像卸下了心理负担，抬头看着我继续说。

为什么会对孩子发泄自己对父母的愤怒?

"我在想，我最近会一直对女儿发脾气，有没有可能是因为父母。我发脾气时想到的事，全都和父母有关。我也不知道到底为什么。总之我……应该是对母亲有些怨恨吧。"

洪珠再次低下头，双手遮住脸，开始抽泣。至今每一次谈话，她都会因为对父母的罪恶感而哭。我从来不曾对她的悲伤产生共鸣，但现在，这股悲伤却让我感同身受。

洪珠非常听父母的话，所以很难接受自己对父母产生了负面情绪。她守护了一辈子的神圣领域，界线开始模糊，而她也失去了矗立在那个领域中的父母。不想承认对父母心怀怨恨，怪我点燃了这颗改变的火种，对过去人生的悔恨，过去隐藏在心中、如今终于真相大白的复杂情绪……洪珠的眼泪掺杂了各种各样的情感。

过了好一阵子，好不容易止住哭泣的洪珠看向我。我能从她的眼神中感受到她的坚决。

"医生，我想请问一件事，今天也是为了问这件事而来的。我的潜意识里累积了许多对父母的愤怒，对吧？现在我终于明白了。但为什么我会把愤怒发泄在我的孩子身上？不管怎么想我都不能理解，因为我真的很爱女儿。"

"为什么会这样？这是最关键的问题，未来我和你要一起找出答案。"

"别这样，医生，你一定知道答案吧，不能现在就告诉我吗？我真的很担心下一次谈话之前我又会打孩子，也很怕这会成为孩子一辈子的创伤。我无法相信自己。"

虽然我脑海中有几个假设，但还是忍住了，没告诉她。

因为如果不是由来访者自己找到答案，而是由医生单方面解释，就无法发挥足够的力量帮助来访者改变。我安慰她说，感谢

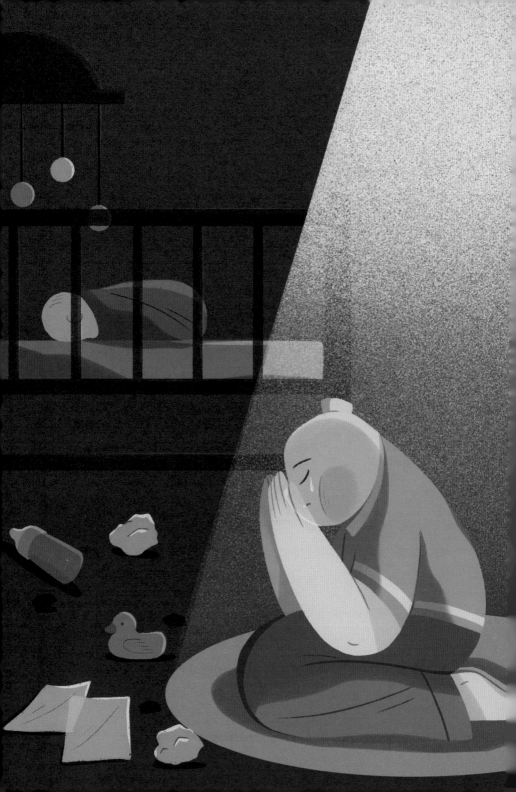

她今天能够战胜抗拒感来就诊，仅仅这样就足以证明她是个好母亲，并结束了这次的谈话。

虽然洪珠是为解决打小孩的问题来求诊，但这并不会让我怀疑她对孩子的爱。为了恢复和孩子的关系，她愿意将隐藏在潜意识里的创伤找出来，这是个非常痛苦的决定。未来帮助洪珠改变的动力，不就是这份对孩子的爱吗？这股力量十分强大，足以改变维持了30多年的"连父母的错都可以包容的乖巧女儿"的形象。

但拥有这么强大的母爱，为什么还会向孩子发泄自己对父母的愤怒？我希望帮助她尽快找到答案，以摆脱这份痛苦。基于这样的压力和感受，我也将所有的可能性都写在了谈话记录上。

明明是自己珍惜、疼爱的人

上班路上，外面下起了秋雨。不知道是不是因为下雨气温下降，天气变得凉飕飕的。上次谈话结束3天后，洪珠打电话来，将下次谈话的时间延后。她说自己没有对孩子生气，也没有打孩子，好像不需要急着进行下一次谈话了。没想到，她今天竟然冒着这样凉飕飕的秋雨前来，解开围巾，一脸疲惫地坐在我面前。

"我一直想起以前的事情，在想我为什么会那么做，也很想知道父母为什么会这样对我。这个过程中我一直很生气，不知道该怎么办才好。这周生气的频率比上周更高了。为什么把愤怒发泄在女儿身上，我真的不明白。我实在太想知道答案了，所以就买了一些心理学的书来读，并且到处去搜寻答案。有一个名词吸引了我的注意力，那就是'移情作用'，但不管怎么想，我都想不出我女儿跟我妈的联结在哪里。如果不能解开这个疑惑，我真的不知道自己什么时候又会再对孩子动手，这实在让我很不安。"

　　移情作用是将对过去某个重要对象所持有的情绪转移到现在另一个对象身上的一种心理现象，两个对象之间通常有某种共同点。因为很常见，所以在跟洪珠谈话初期，我也思考过移情作用的可能。我甚至为了确认是不是因为两人长相相似才引发移情作用，而请洪珠让我看看他们的全家福照片，但在两人的外貌上完全找不出任何会诱发移情作用的共同点。

　　"就像我曾经说过的，我也有两个儿子。孩子虽然真的很可爱，但有时也很烦人，这是正常的，很多大人在照顾孩子的过程中会打小孩——当然，这并不是正确的行为——但并不是所有人都会因为打小孩来求诊，他们不觉得这是什么特别的问题。但你却来了，因为你觉得对孩子发脾气、动手的自己，好像哪里怪怪的。'我明明不是这种人''以前明明不会这样''当时明明不该打孩子……'当你觉得自己的行为很奇怪时，通常就是有其他不为人知的原因。你说过最近直接对孩子发脾气的次数减少了，也不会打孩子了，对吧？如果你能告诉我哪些地方有改善了，那我们就可以明确整理出尚未改善的地方。"

"以前我好像是因为不知道自己为什么生气、在对谁生气而不耐烦。现在既然都知道原因了，应该有所改善才对，可我却还是一直想起父母做过的事情，心里觉得很难受、很不舒服，这让我很痛苦。但我知道这和孩子无关。所以如果太难过、太痛苦，我就会把玩具塞到孩子手里，跑进房间把脸埋进枕头里放声大哭，哭过就会觉得舒服很多。"

"那不知道生气的原因和对象，跟你对孩子生气有关吗？"

"对，我真的是个坏妈妈。只因为自己莫名生气，就拿眼前的孩子当出气筒。我怎么能这么做？医生，为什么怨恨父母的情绪会转而发泄在孩子身上？我真的不明白，我只觉得无法原谅自己。"

"你似乎已经说出答案了。"

"什么？"

洪珠听完我说的话，瞪大了眼睛。让她如此焦急的正确答案，居然已经从她嘴里说出来了，这令她难以置信。

"我觉得答案好像不止一个，请你专心听我说！你应该听过'在钟路挨打，却到汉江哭'（意指回家生闷气）这句谚语吧？迁怒无辜的人这种情况，其实比想象中更常见。我们的潜意识会使用好几种防御机制来保护自己，其中有一种叫作'转移'的防御机制。'转移'让我们不会把冲动跟欲望发泄在当事人身上，而是发泄在其他不相干的人身上。为什么会这样？<u>因为当事人具有威胁性，所以我们才会把冲动转移到比较不具威胁性的其他对象身上。</u>举例来说，像是被领导骂却把气出在恋人身上，或是因为在外头遇到的事情而生气、喝酒，回到家之后拿家人出气，再不然就是拿无辜的小狗来发泄等。"

"我知道你的意思了，但像我这样的人，为什么会对身边亲近的人做这种事？"

"是啊，为什么呢？又不是其他人，明明是自己很珍惜的对象。"

我用洪珠的最后一句话反问她，既然她会为了女儿去研读心理学，那我相信只要稍微帮她一点忙，她就能自己找到正确答案。

"刚才医生提到'比较不具威胁性的存在'对吧？嗯，从医生举的例子来看，这些人都是即使我发脾气，他们依旧会继续爱我的人。"

"对，就是这个意思。随便对不太熟的朋友发脾气，那个朋友就不会继续留在自己身边，我们的潜意识其实都知道这点，所以会去找能接受自己怒气、包容自己生气的人，也是因为这样，所以才会经常发生迁怒于重要的人这种状况。"

静静听我说话的洪珠，突然皱起了眉头。

"太夸张了！你的意思是说我知道孩子会接受生气的我，所以才对她发脾气的吗？"

"你打了女儿之后，女儿有什么反应呢？"

"当然是哭个不停啊。"

"哭完之后呢？会逃离你这个母亲吗？"

我们会去找能接受自己怒气、包容自己的人

激动的洪珠想说些什么，但一开口随即又闭上了嘴。她的沉默已经足以回答我的问题。即使妈妈动手打自己，孩子还是会继续留在妈妈身边，因为孩子能依靠的对象只有妈妈。因此对洪珠来说，心爱的孩子才会成为可以发火的对象。因为无论再怎么生气，女儿都不会抛弃自己，不，应该说女儿都无法抛弃自己。

洪珠非常愤怒地说："我不是刻意选一个无法反抗我的人来出气，我不是神经病，怎么可能有人拿自己的孩子当出气筒？没想到医生把我当成这种人。"

"我想是我解释得不够充分，让你误会了。刚才我说的那个思考过程，是在潜意识当中发生的。并不是你因为知道女儿只能依靠你而故意这样做。"

"即使是潜意识，说到底也还是我的想法啊，我怎么可能会对孩子有这种想法？"

"潜意识原本就是我们无法察觉的想法，你怎么可能会考虑到孩子无力还手而动手打她呢？过去你都不曾对父母生气，这难

道也是深思熟虑之后的做法吗？"

"那……当然不是。"

洪珠慢慢低下头，继续说："你提到父母当例子，我好像能理解你的意思了。"

"所谓防御机制，原本就是在自己完全无法察觉的状况下所做出的思考和举动，所以要接受这种行为模式，确实不容易。但了解到愤怒的本质之后，你打小孩的频率就降低了对吧？在我告诉你之前，你自己就已经有所察觉并开始改变了，相信未来也会很顺利。"

谈话结束后，我突然对洪珠产生了一点罪恶感。虽然她接受了我的说法，但要了解抽象的潜意识还是有点困难。我只希望洪珠在下次谈话之前，能继续好好撑住。

转移

为什么总是对那个人发火？

"对其他人都不会这样，但为什么总是会因为小事而对妈妈生气，我真的不明白，我真的很不喜欢这样。"

这是我在诊室经常听到的话，我以前也有过类似的疑惑。这不仅是亲子之间的问题，有些人在职场上是善良诚实的好人，但会对太太和孩子施加暴力；有些领导会把在家中承受的压力转嫁给无辜的下属；在大学医院的急诊室里，监护人对想提供帮助的医疗人员发脾气的场景也在天天上演。

这样的情况，源自转移这种防御机制。当潜意识的情绪和欲望上升到一个人难以承受与控制的程度时，他就会将其转嫁到可以承受的对象身上。什么是"可以承受的对象"？简单来说，就是能够接受你为所欲为的对象。当然，转移是在潜意识里发生的事。你不是故意的，但不代表你没有错。在大学医院接受训练时，我经常去急诊室帮忙，经常遇到乱发脾气的病患或家属。在要送到急诊室的紧急情况下，每个人都像被卷入旋涡一样，没有多余的心力去管别的事情。这时我们会问生气的人："为什么要对我发火？"这个问题很简单，被问者很快会发现自己在对一个无辜的人发火，然后就会压制自己的愤怒。当然，这样做并不是每次都见效。

这个简单的问题对我们自己也很有用。平时你都对谁生气呢？为什么会对那个人生气呢？试着拿这几个问题来问问自己吧，或许莫名的愤怒很快就会平息下来。

完美的家长真的存在吗？

不知不觉，洪珠接受心理治疗已经第三个月了。今天，她又带着阴郁的表情走进了诊室。

"前天我又对女儿发了很大的脾气。虽然没打她，但是看到她我就忍不住生气。我觉得这样的自己真的很悲哀，也很对不起女儿。"

"可以详细地说说生气时的情况吗？"

之前会谈时曾提过，她愤怒的对象并非孩子，而是父母，而她也已经彻底了解这件事，所以我很期待听到她告诉我一些好消息。但她居然说看到孩子就想发火？难道还有其他原因？还好没有演变成暴力行为。我松了一口气，语带暗示地提出疑问。

"最近我一天会想起父母好几次，每次想起来都觉得很难受。那天，我跟女儿两个人在家里时，突然想起自己没办法上大学的事。姐姐跟弟弟都上了大学，爸妈为什么只对我一个人这样？我不能对孩子抱怨，只好走进房间里自己一个人静静地哭。但女儿却到房门前放声大哭，我只能停下来去哄她，就在这时候，我感到很烦。我责备她说'你连一点哭的时间都不给我吗'，而她却抓着我的脚开始撒娇，这真的让我很生气。妈妈居然因为孩子撒娇而生气，我真是个坏妈妈。"

我在脑海里想象着"对妈妈撒娇的孩子"的样子。但为什么我会把洪珠的脸和孩子的身影重叠在一起？

居然因为孩子撒娇而生气

"为什么看到她撒娇会生气呢？"

已经熟悉我们之间谈话节奏的洪珠，调整了一下呼吸之后，开始整理自己的思绪。

洪珠没想起什么特别的事情，就回答说她不清楚。我请她再想一下，然后等待她的回应。不知道过了多久，几度面露难色的洪珠终于开口："女儿一直缠着我，要我抱她，我觉得那看起来就像我。在我记忆中，弟弟曾经吵着要妈妈抱他，而我从来没有这样做过。奇怪的是，吵着要妈妈抱的女儿看起来却很像我，可能就是因为这个我才忍不住。"

虽然没有哭，但洪珠的声音听起来却比以前更加悲伤了。对心爱的孩子倾泄而出的愤怒，并不只是对父母的情绪，也是她对自己的愤怒。洪珠是不是在纠缠自己的女儿的身上，看见了"一辈子都在纠缠母亲的自己"？她就像个1岁的孩子一样，过去30多年来不断地缠着母亲，最后却遭到冷漠地拒绝。在女儿身上看见自己不想承认的一面，引起的愤怒转移到女儿身上，进而逼迫她使用暴力。烦躁、悔恨、悲伤、无力等情绪，跟对父母的愤怒结合在一起，变成冰冷无情的海啸，吞噬了她。

听了我的解释，洪珠冷静地点点头。

要接受自己像讨厌父母一样讨厌自己，也是一件不容易的事。她似乎是觉得累了，整个人都靠在了椅子上。

"感觉好舒畅，好像心中长久以来的疑惑终于有了答案。"

瘫坐在椅子上的洪珠，突然挺直腰板坐了起来。

"但潜意识也是我的一部分吧？这么扭曲的心理状态，还能好好把孩子带大吗？我不是一个好妈妈，这样怎么养小孩呢？"

完美的大人？完美的父母？

洪珠的问题是"一个不完美的人，要怎么成为好家长"。如果我们希望身体健康成长，那从出生起，就必须充分摄取必要的营养。心灵也是一样。情绪上的照顾和抚慰，是健康成长的必要因素。我们会将养育者的支持、与手足和朋友之间的竞争和合作、成长过程中经历的成功与失败当作养分，滋养内心。但有多少人在这个过程中，每一样都分毫不差？不，世界上真的有完美的人吗？心埋有缺陷的人，就不能成为好家长了吗？

"每次看到自己的孩子时，我都会担心各种事情，担心我给孩子太大压迫感，担心我让儿子太依赖我，担心我伤害到孩子的心，经常会因此生气、难过。"

"医生你也会这样吗？"

"对，因为我也不是完美的人。在这个世界上，哪里能找到完美的大人、完美的父母呢？我们不可能拥有一切，不可能把一切都准备就绪。如果觉得自己内在有哪里不够好，那第一件重要的事，就是承认它。然后以爱孩子的心，努力去补足缺失，这才是好父母，对吗？这也是一直困扰着我的问题，所以只能跟你分享很笼统的想法。"

"我明白你的意思了。虽然不是完全懂，但大概明白了。"

"明白了什么呢？"

"嗯，就是我不能现在就放弃。虽然我可能觉得一切都已经太迟了，但这对才1岁的女儿来说实在太残酷了。我只想到我这个妈妈不是在备受宠爱的环境中长大，所以她也不可能健康长大。这样想好像太极端了。"

过去的事情不会改变，但可以改变自己看待过去的想法

她的这番话，让我不住地点头。

我并不是想以此赢取她的信任，或是希望她多说一点才这样做，而是因为她说的话真的非常打动我。

"我未来要更努力。能够知道自己的心理状态真是太幸运了，也因为了解了自己，现在不会打孩子了，但我也在想，一直这样下去真的好吗？"

"哪样？"

"怨恨父母啊。可以不去碰触跟父母有关的事情吗？医生一直在努力地帮助我，我知道我不应该这样说。但我就是不想那样，不想一直想起那些事情。事到如今，也不能去计较父母为什么那样对我了，难道我要一辈子都活在对父母的怨恨中吗？"

洪珠的语调小心且谨慎，面露难过的神色，表示自己怨恨父母这件事依然让她难受。而我认为与其草率地给出建议，不如说一些鼓励她的话。

"我想，我应该会一直记得你刚刚对我说的话。"

"我刚刚说的话？"

"对，你刚才说'对一个1岁的孩子说，你的一切都已经决定好了，你就接受吧'这种行为很残酷，我打从心底认同。但我突然在想，这难道是只对1岁的孩子很残酷吗？对2岁的孩子呢？对刚上小学的8岁孩子呢？对刚从高中毕业的20岁青年呢？对虽然还不熟练，但尽心尽力照顾第一个孩子的35岁女性呢？这世界上有没有什么方法，可以让每一个年龄段的人都过得更幸福？"

"你的意思是说，就像孩子一样，我也还有机会哗？"

"当然。怨恨父母这件事，对每个人来说都很难受。过去的事情不会改变，但我们可以改变自己看待过去的想法。你想想，一个月前你也不曾想到自己居然会怨恨父母。对我们来说，最重要的不是过去，而是现在。过去就像影子一样，又黑又冷。不要只是停留在过去中不断发抖，要专注于现在该如何生活、该和自己重视的人建立怎样的关系，这才是最好的选择。对你来说，照顾女儿、活出自己的人生就是现在最重要的。"

写信给妈妈

洪珠闭上眼，沉浸在自己的思绪中好一阵子，然后开口说："对，这是我想要的，我想像医生说的那样。"

"很好，那我想给你留一个作业，下次谈话之前你一定要完成。"

"作业？为什么突然有作业？"

"不是突然，以前我也给你留过作业，你也做得很好。之前我请你在生气的时候好好想想自己是为什么生气，你不是做得很好吗？"

她那原本不明就里的眼神，开始变得温柔起来。

"好，那这次要给我留什么作业呢？"

"写信，下次谈话的时候，你要写信给妈妈。"

"不行，跟妈妈说这些……"

"没关系，要不要把这封信交给妈妈，由你来决定，我留的作业只是写信而已。怨恨也好、描述自己未来想怎么做也好，怎么都行。把你过去想说但没说的话写下来，怎么样？你知道怎么做吧？"

洪珠点点头，说她会试着写写看。其实平时进行会谈的时候，我不太会留写信这样的作业。但我认为写信这件事对她来说有好几种意义。因为希望未来洪珠可以专注于自己当下的生活，所以最重要的就是帮助她摆脱过去，不被过去的情感所困扰。

过去几个星期以来，洪珠没办法一次性地把自己心里的情绪整理清楚。把那些情绪写在纸上，折起来放进信封里，就像是一种仪式，是为了让她放下过去，把焦点转回现在。

***

在谈话过程中检视来访者与其父母的关系，并不是为了责怪、怨恨父母或成长中某些特定的事件。无论我们怎么用力地挖掘过去，都没有人能改变过去。那我们为何还要检视过去呢？因为通过这个过程，我们能够更完整地了解、肯定自己现在的样子。"原来我的心曾受过这样的伤""原来当时我的心破了这样一个洞"，这种正视过去的做法，是帮助我们抚平内心伤痕、填补内心破洞的第一阶段。

洪珠和我一起阅读了她好不容易写出来的信。她的信从她请母亲帮忙那天开始写起。当时她鼓了很大的勇气才打电话，却立即遭到拒绝，这让她感到很难过。挂了电话之后，她又突然想起年幼时母亲因为家里没钱，所以问她要不要放弃上大学的事情……

从这封手写信中可以感受到，洪珠是多么真诚地在剖析自己的心境，字里行间都充斥着她内心的颤抖。

"洪珠，你对妈妈的怨恨只有这些吗？"

洪珠抿嘴笑着看我读信。

"怎么可能，我过滤掉了很多。"

"与其说是责怪母亲的信，这更像是一封对女儿告白的信呢。"

这是我读完信之后的第一想法。我本来以为这会是一封对母亲充满怨气的信，但洪珠却在信里写了最近开始接受心理治疗，一一检视过去的经历，向母亲描述了自己为了全心全意地爱女儿付出了多少努力，也坦白地说出为了摆脱对母亲的怨恨，自己有多痛苦。

"写信的时候我突然很好奇，那时我为什么会那么不像我，跑去'拜托'我妈呢？仔细想想，其实当时的状况也不算特别辛苦，我这辈子都没做过这种事。"

"就是啊，之前我听你说完并没有深究，但回头想想，你一直好像都不太会拜托你母亲做什么。"

"没错。别人听起来可能会觉得这没什么了不起的，但对我来说真的是很了不起的事。嗯……可能是因为'我现在已经不是跟父母一起生活的孩子了，我也有自己要照顾的孩子'这种想法？我也不太清楚。"

我经常遇见成为父母之后在精神上变得比较成熟的人。有些人因为无法从父母那里获得关爱而深深受伤，便通过完全依赖自己的孩子来获得安慰、帮助自己疗伤。女儿的出生，对"专注"在父母身上的洪珠产生了回归现实的疗效。随着那些只放在父母身上的关注转移到其他地方，洪珠了解到，自己不再是只能依赖父母的孩子了。而这样的领悟也让她有机会摆脱这30多年来一直束缚着自己的枷锁。过去几个月来洪珠经历的彷徨，是一个年幼的孩子在成长为一个母亲的过程中所必须经历的痛苦。就像毛毛虫必须破茧而出才能成为蝴蝶一样，这样极致的改变一定是痛苦的。但痛苦之后，她终于能够展翅高飞。

遭遇不幸之后，还能否得到幸福？

"我现在面临的问题，究竟是从什么时候开始的？"

"我的个性怎么会变成这样？"

对身为精神科医生的我来说，这些问题有着格外深刻的意义。因为无论是严重的精神疾病患者，还是带着小小的烦恼来进行心理咨询的人，在自己的问题得到一定程度的解决之后，通常都会想知道自己究竟为什么会产生这种问题。不，或许可以说，是我刻意引导他们这么问的。

"过去人生经历中的创伤，造就了现在。因此，我们必须找出隐藏在来访者过去经历中的原因，才能够解决现在的症状。"弗洛伊德式的因果论在过去百年中被精神科医生奉为真理，同时也对大众造成巨大的影响。弗洛伊德的理论在很多地方依然非常有用，在成为精神科主治医师之前的实习阶段，我也将弗洛伊德的理论奉为圭臬。

但弗洛伊德的因果论思维，很容易使我们过度执着于过去。这样的理论同时也会让我们产生只要将过去的细节一一拿出来仔细检视，想办法找出原因，现在所面临的问题就能迎刃而解的超现实期待。看起来就像是一个人不想面对现在堆积如山的问题，反而执着于过去，不断逃避。在安慰被过去经历困扰的人时说"你现在遇到的问题，全都是因为过去的经历，这不是你的错"，真的有用吗？

而另外一位精神科医生看待过去经历与创伤的态度，却和弗洛伊德截然不同。那就是与弗洛伊德出生于同一个时代、活跃于同一个精神分析学会的阿尔弗雷德·阿德勒。阿德勒主张，人建立自我的基础并不是创伤，而是赋予经验的意义，所以才会感到痛苦。

举例来说，假设有一个曾经遭受霸凌，现在独来独往的人。我们通常会以弗洛伊德的因果论为根据，认为这个人承受了被霸凌的创伤，所以如今在人际关系中遭遇困难。阿德勒却不是将"被霸凌的经历"当成问题的原因，而是将重点放在因为那个经验，这个人选择将"不被他人伤害"作为人生目的。在这样的情况下，他会为了实现自己的目标而避免与人来往，并将自己贬低为一个性格扭曲的人。

从某个角度来看，这个理论理性到令人觉得残酷。因为阿德勒认为现在不与人来往所带来的这种不幸，是自己的选择造成的。根据弗洛伊德的因果论，造成问题的"被霸凌的经历"是无法改变的过去；而阿德勒的"目的论"却主张，只要我们重新设定人生目标、重新诠释该经验的意义，就能够解决现在的问题。当然，阿德勒也知道，要改变持续已久的生活习惯，会使当事人陷入极大的不安。因此他也强调，人类需要勇气去克服这种不安。

身为一个学习现代精神医学的人，我无法完全同意100多年前阿德勒的这番理论。我们已经通过现代医学的力量，证实了幼年遭遇的虐待或是事故会对成人的大脑造成影响，这也证实了创伤的存在与影响力。

难道我们一定要承认，人们绝对无法改变，只能放弃吗？

我是站在弗洛伊德跟阿德勒两个理论之间来思考的。一个人如果想理解现在的自己，首先必须仔细回顾过去。通过这个过程，检视过去对现在的自己造成了哪些影响，然后再将焦点转回现在。如果只是执着于无法改变的过去，那么现在的自己就无法好好选择一条让自己变得更好的路。因为如果一直看着过去，现在的自己就有可能踩空。如同过去对现在的自己有影响，现在不也正是决定自己未来的重要时刻吗？

无论我们多么用力地挖掘过去，

都没有人能改变过去。

那我们为何还要检视过去呢?

因为通过这个过程，

我们能够更完整地了解、

肯定自己现在的样子。

故事 *3*

因为不被肯定
而受伤吗？

光线在通过三棱镜之后，会色散成几种不同的有色光。

人的情绪也像通过三棱镜的光线一样。

当我们因为人际关系而痛苦时，

就会从对方的言语和行为当中，寻找自己受伤的原因。

但其实是我们自己将他人的言语和行为解读为一种刺激，

换句话说，这些行为通过三棱镜之后，

才会变成特定的情绪进入我们的心。

如果因为别人的几句话、几个表情就受到极大的伤害，

那就应该思考一下我们心中接受刺激的三棱镜，

是不是有破损或被扭曲。

你的三棱镜会让什么颜色进入你的心呢？

——"脑内探险队"孙桢呟

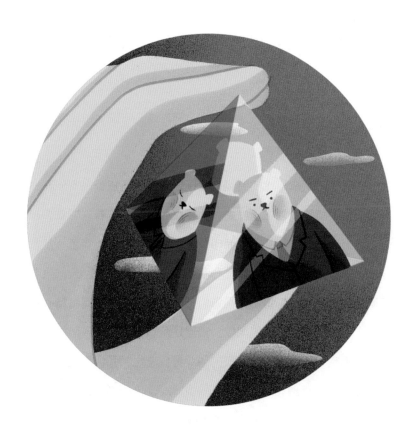

无法平息的恐慌和不安

京民第一次来门诊的时候，我还以为他是百货公司男性服饰卖场的假人模特。他抹了发蜡，头发整齐地往后梳着，穿着看起来十分舒适的灰色衬衫，上面印有藏青色的条纹，还穿了一条九分裤……整个人打扮得很完美！我天气冷就多穿一件，天气热就穿得轻便些，是对打扮不太在意的类型。他这样从头到脚精心打扮的人，对我来说真的很陌生。难道是从事文艺工作或演讲的人吗？说不定是经常需要上海报的创业者！总之，我认为他的工作需要经常跟人接触。虽然通过第一印象来判断一个人有点失礼，但在精神科会谈初期，来访者的外在情况是很重要的信息。

尤其是第一次见到来访者时，需要注意且深入观察对方的穿着、手势。京民实在打扮得太好，所以我花了更多的时间观察他。

京民从扁扁的手提包中拿出一张白纸。那是一份鉴定书。

这位来访者两个月前第一次惊恐发作，此后便持续有预期性焦虑，需要额外的精神评估。

鉴定书中提到的"惊恐发作""预期性焦虑"吸引了我的注意。预期性焦虑指遭遇一次坏事之后便一直担心，害怕那件事会再度发生，是惊恐症或创伤后应激障碍患者的常见问题。

"你惊恐发作过啊？"

"对，那是两个月前的事了，但之后一直都很焦虑。因为不知道惊恐的原因，所以一直担心不知何时会复发，给我的日常生活造成了非常大的影响。"

如今有很多人经过自我诊断，认为自己罹患了惊恐症，于是就跑到医院求诊。因为艺人们偶尔会在电视上提及自己罹患惊恐症，这种疾病变得广为人知。

也因为如此，一般人对精神疾病的认知开始不再那么负面了。其实到医院求诊的人当中，大多数人并不是真正的惊恐症患者。"惊恐症"成了对未知不安与恐惧的代名词。虽然还要进一步确认，但京民的症状看起来就是惊恐症。

焦虑感一直无法平息

"原来如此，你是在怎样的情况下惊恐发作的呢？"

"我跟几个感情很好的哥哥聚在一起喝酒，一开始有种喉咙卡到什么东西的感觉，然后便无法呼吸了。接着我开始头晕、冒冷汗，感觉再这样下去很快就会死，所以我非常焦虑，全身发冷，手脚不停颤抖，心脏也剧烈跳动，就像要晕过去一样。真的，我以前从没遇到过这种事情。"

可能是因为回想起当时的不安与恐惧，他的脸变得惨白。

"那应该很痛苦吧，后来你是怎么做的？"

"我本想不动声色，但可能身体变化太明显了，所以大家都问我怎么了，非常担心我。我实在想不起来当时回答了什么，最后就去挂了急诊。医院说，需要确认是不是甲状腺或心脏异常的问题，让我抽血化验，还做了心电图，但所有检查结果都没有问题。"

"这么痛苦的情况持续了多久？"

"那个痛苦到让我神志不清的状况，其实在到急诊室之前就已经缓和下来了。我觉得自己好像痛苦了1小时，但哥哥们说实际上只有大约15分钟。"

呼吸困难、心跳加速，还伴随着自己就要死亡的焦虑感，京民描述的是典型的惊恐发作。只要承受的压力过大，或累积了身体难以承受的疲劳，就有可能发生这种情况，如果立刻针对症状进行治疗并适当休息，就会好转，通常不会造成太大的问题。但有时候可能是因为不明的内在原因以惊恐的形式出现——如果是这样的话，那惊恐就可能一再复发，或转变为其他症状。在这种情况下，必须找出根本的原因才能解决问题。不过，现在很难确定京民的惊恐发作究竟属于哪种情况。

"急诊室那边说我的身体没什么问题，让我到精神科来看看，还帮我挂了号。"

"那边给你诊断了吗？"

"诊断了。"

他的眉头微微地皱了起来，回答中透露着一丝不快。

"他们只是问了我几句话，就说我好像是惊恐发作，给我开了药。他们说最近有很多我这个年纪的人出现类似的症状，只要吃药就不会复发……"

"原来如此。那服了药之后，情况还是没有好转吗？"

"不，吃了药之后就没有再出现类似症状，看来是有效的。"

我歪着头不解地想，既然如此，为何还要特地转诊呢？这时京民很快又接着说："吃了药马上就会好转，但还是会觉得不安。那天是气氛非常轻松的场合，我跟几个很久不见的哥哥聚会，为什么会发生这种事？如果不知道原因，我就一直觉得迟早还会发生同样的情况。我说了自己的担忧，急诊室就建议我来接受心理咨询。"

"原来如此，但我们很难找出真正使你经历惊恐的原因。所以我们通常只能把焦点放在控制、治疗已经出现的症状上。这种'表面上的治疗'可以说是相当有效的。"

"对，我听急诊医生说了。"

京民点点头，但他的表情让我知道，这对他来说并不重要。我想，比起短期的处方，他更想弄明白自己内心究竟发生了什么事情。

"通常是这样没错，但有时候也会在谈话的过程中发现一些连你自己都不知道的原因。要不要我们一起来看看是什么原因？"

我提议进行精神分析谈话，他的表情反而变得明朗起来，于是我便开始询问关于惊恐发作的更多细节。

触动内心的究竟是什么挫折与打击？

"当时你是不是喝了很多酒？"

"虽然是在酒席上发作，但那时我一杯啤酒都还没喝完，所以并不是因为我喝了太多酒或太疲惫。我没有喝很多咖啡，那几天也没有饮酒过度，也没有吃什么营养品或补品。"

他回答得很详细，显然是做过功课的。如今大多数的来访者，会事先了解一下自己的状况。尤其是像京民这样的年轻人，会去网上搜索自己怀疑的病症，深入了解之后才到医院就诊。问题是，网络上的信息实在太多，并非全都正确，甚至有许多内容十分偏颇。

"好，我知道了。刚才你说的是很常见的原因。如果那几天都睡不好、过度熬夜导致身体极度疲劳，或是处在紧张的状态下，再或喝太多酒或咖啡都有可能导致惊恐发作。但你刚刚说这些条件都不符合，对吧？那有没有发生什么让你觉得很有压力或焦虑的情况呢？"

"没什么特别的。几天前，我在最后一轮面试时被刷，但这种事情已经经历很多次了，所以几个兄弟才说要见个面，安慰我一下。"

他的语气十分平静，而我也尽量掩饰自己的惊讶，在病历上写下"准备就业→最终面试"，然后又打上一个问号。这跟我推测的他是需要与人接触的专业人士的形象相去甚远。多次重复经历同一事件，有时候会让人变得麻木，有时候则会使人更加敏感。难道不是就业面试失败越多次，越让人有压力吗？既然已经到了最终面试阶段，那应该抱有很大的期待才对，但他却说已经习惯了，他不太在意，而且露出真的不当一回事的表情。

"那请你试着描述一下跟当天有关的事情吧，不是惊恐发作之前的事情也没关系，可以想到什么就说什么。"

静静回忆的京民，突然露出紧张的神色。

"嗯……我想起一件事。白天我跟那群兄弟当中最要好的一个哥哥先碰了面，分享了很多跟就业有关的事。他说最近就业市场竞争很激烈，让我稍微放低自己的标准，还问我上一份工作明明不错，为什么要辞职。他还说我前年进入一家比较小的公司，才待了半年左右就离职了，所以接下来准备找工作，应该要考虑现实……"

他清了清嗓子继续说道："他说的话跟当时的状况让我有点在意。适合我的现实选择究竟是什么？难道从他的角度来看，适合我的只有那种小公司吗？傍晚见面的时候，其他几个哥哥也都说让我放低标准。他们还说，即使没办法进入大企业工作，人生也不会怎么样。当那位白天先跟我碰面的哥哥说'不要太勉强'的时候，我就开始在想，难道我也得放弃他们了吗？从那之后，我就开始喘不过气、冒冷汗。"

听他说话的过程中，我一直很冷静地点头，但他所说的这件事，很难被看成惊恐发作的原因。或许他自己没有意识到，但在最终面试时被刷掉这件事，确实打击和挫败了他。

虽然哥哥们那些让他伤心的话也发挥了一定的作用，但这并非全部的原因。只能说，京民对哥哥们给的建议非常敏感，而那究竟触动了他内心的什么，才会促使他惊恐发作？我有些恍惚，但京民不安的样子让我瞬间回过神来。

内心被压抑的想法和感受

"听自己这么说，我也觉得这件事很怪。"

"没有人能够100%了解自己的想法与行为。内心的某些情绪或想法，会对言语和行为造成很大的影响，但很多人一开始不知道原因，很久之后才恍然大悟，甚至也有人一辈子都发现不了内心的某些感受。在我看来，或许是那天你跟哥哥们发生的其他事，间接或直接地让你惊恐发作，且持续感到不安。也或许是你一直压抑着自己内心的想法、感受，受到刺激之后才突然爆发出来。"

"被压抑的想法和感受？该怎么做才能知道那是什么？"京民上半身前倾着，焦急地询问道。

"跟我一起回顾以前和最近的经历、当时的感受与想法，这样就能慢慢了解你内心的不安究竟是什么，或许也能找到不再惊恐发作的方法。不要太着急，慢慢来吧。定期与我进行谈话，你觉得怎么样？"

京民毫不犹豫地答应了。他表示自己非常愿意配合，一定要找到惊恐发作的原因。

惊恐

强烈的恐惧扑面而来

惊恐发作是突如其来的强烈恐惧、呼吸困难、颤抖、心悸、冒冷汗等同时出现的急性症状。经历惊恐发作的瞬间，人们会像发疯一样无法控制自己，或是有一种即将死掉的感觉，发作前后会出现腹痛、头痛、胸闷等具体的生理现象。"发作"这个词听起来很恐怖、很危险，英文其实是"Panic Attack"，因为是突然出现的症状，所以翻译成"发作"。健康的人在非常疲惫的状态下，或过度饮酒之后的隔天都可能经历惊恐发作，这算是很常见的症状，据说每十个人当中就有一个人有这种经历。

惊恐发作短则数秒到几分钟，长则持续20~30分钟，症状才慢慢消失。但对当事人来说，那段时间"仿佛长到永远不会结束"，就像京民所说，感觉比实际的时间更久。

惊恐发作并不会直接对身体造成危害或损伤，因为这是一种基于心理因素而突然发生的焦虑现象。但因为有可能引发其他问题，所以第一次惊恐发作之后，建议还是到医院做个检查比较好。举例来说：心律失常或甲状腺功能亢进，就很有可能引发类似惊恐发作的症状。所以必须像京民这样，到医院查血和做心电图。若发现异常，只要经过适当的治疗，症状就会有所缓解。

如果并没有其他身体因素导致惊恐发作，后遗症却持续超过一个月，严重影响了日常生活，就会被诊断为焦虑症。后遗症包括担心惊恐再次发作的害怕心理（预期性焦虑）、避免前往与惊恐有关的地点（逃避行为）等。治疗焦虑症比较有效的方法，包括通过进行情绪与行为的训练来防止焦虑复发的认知行为治疗，以及开抗抑郁药、抗焦虑药等。

很多人在接受短期治疗之后，症状就会好转。在认知行为治疗当中，会重复练习感到惊恐时使用的"渐进式肌肉放松训练法"，这个方法非常有效，若持续感到焦虑，建议通过治疗学习这个方法。

但对有些人来说，惊恐发作可能由未知的心理问题导致。反复的惊恐发作，很可能是因为内心最近或长时间以来承受巨大压力，自己却还没有察觉。经历过一次惊恐发作后就立刻开始接受精神分析的京民，算是比较特殊的来访者。如果莫名的惊恐发作反复出现，那么我们最好还是通过心理咨询会谈来了解，是不是自己内心那些难以承受的痛苦在对你发出警报。

当"放弃"成为一种习惯

　　昨天我跟太太一起到餐厅用餐时，发生了一点争执。其实我们很久没有这样争执过了。而大发雷霆的我，在了解到太太和我对一个词的意思有不同的理解之后，才终于冷静下来。我说太太"有些地方有点固执，不听劝"，而她却理解成"有点任性妄为"，所以她才生气。"固执"这个词虽然具有负面含意，但我用这个词，主要是表达其"像岳父那样坚守着某个价值观"的肯定色彩。而对太太来说，这个词就像在批评她"不知变通、死心眼"。

　　在用完餐回家的路上，我就开始在想这次争执会不会是这样的误会所致。

　　如今我们面对面聊天的机会越来越少，所以更容易起争执。频繁往来的消息中，看不出语气、表情等非语言信息，所以善意和幽默经常会被误解成恶意和批判。事实上，在面对面聊天时，这种误会就常常发生了，而大多数的情况，都是像我们两个这样，对词汇的定义或语言色彩有不同的认知。很多人都没有意识到这一点，而是以自己主观的想法赋予词汇特定的意义，并将这个词拿来使用，这就是误会的开始。每个人创造出的词汇，完整反映了那个人的价值观、个性、兴趣和想法。也因此，精神科医生在谈话的时候，会特别留意来访者频繁使用的词语。因为仔细去了解这些常用词，尤其是那些和常见用法不同的词究竟代表什么含意，自然就能了解来访者的个性。不久前在跟京民会谈时，我发现他会使用一些自己赋予其独特意义的词语。

为什么会用"放弃"这个词？

"快进来，你过得好吗？"

走进诊室的京民，穿得跟上次一样干净利落。但他看起来有点消沉，也有点紧张。

"我一边准备就业面试，一边打工，故意让自己过得很忙碌，因为只要一闲下来，我就会开始担心惊恐会不会复发，总是想起那天的事情。"

"原来如此，你做得很好。这段时间还是可能会有预期性焦虑，所以你不必太过担心。今天有没有想说的事呢？"

因为还在谈话初期，所以我问问题的时候，会期待他能聊一些跟生活有关的轻松话题。

"我跟朋友发生了一些事。"

他的表情更加阴沉了，我想这应该不是什么轻松的话题。

"是什么事呢？"

"我目前还有联系的高中同学其实没剩几个了。其中有一个人因为家中的状况，读完专科之后便进入职场，然后才决定再去读本科。因为考大学的时间比别人晚，所以备考对他来说也很辛苦。我也算是会读书的人，便决定帮助这个好不容易下定决心的朋友。我觉得事先拟定学习计划会有很大的帮助，所以就建议他先规划时间表。我们一起讨论、规划，一起确认进度，然后我也会告诉他我的意见。但过了一个月左右，朋友却开始不拟定学习计划表了。他没有放弃大学考试，就只是没有遵守跟我的约定，这让我很生气。起初我一直鼓励他，也督促他，但他也只有那段时间听我的话而已。"

"你应该很难过吧，然后呢？"

"我问他为什么要这样，他说要读的东西实在太多了，觉得很烦，实在没有时间去拟学习计划。我自己经历过，所以很清楚，其实整理学习计划并不会花太多时间，都是意愿和意志的问题。我自己正在准备就业、打工，同时还抽出时间来帮他……虽然他跟我道歉了，但我觉得自己好像没被当回事。我很失望，这个朋友没能遵守我们的约定，所以我就'放弃'他了。"

从他故作镇定的语气和表情中，我可以感受到他内心的激愤。

"你们已经认识很久了，这样做之后你应该感觉很不好吧？"

"但这也没办法。"

京民仿佛是想要压抑怒火般摇了摇头，然后轻轻地叹了口气。在听他描述的时候，我注意到"放弃"这个用词。印象中，之前谈话时，他也提到过他的交友圈之所以不大，是因为他"放弃"了跟那些朋友的关系。如此看来，第一次谈话时，京民在描述惊恐发作之前的情况时，也提到他有"还是得放弃这群人"的想法。我实在不太清楚该怎么解释"放弃"这个词，是收回期待的意思吗？还是完全不联系、干脆绝交的意思？为什么会用这个词呢？

看到不符合自己标准、无法认同的，心情就不好

"那'放弃'之后，你跟朋友会变成什么样？"

"基本不会两个人单独见面，我也不会主动跟对方联系。如果对方主动联系我，我也不会多说什么。应该说对方已经不是我在意或关注的对象，成了我生活圈以外的人了。"

"原来你在心里会这样给朋友分类啊。"

"对，我会这样。可能是像这次这样，认识很久然后放弃，也可能是第一次见面就觉得很失望、无法认同的人，我会直接把他们归类为不想来往的对象。"

京民有点放空，仿佛在脑海中翻找"放弃"这个关键词的定义。

"在上一份工作时是这样，在当兵时也是这样。来往一阵子之后，如果觉得对方会给我带来损失，或是会刻意挑人毛病，我都是这样处理的。自己一个人比较自在。仔细想想，我真的经常'放弃'……"

"你说会给你带来损失，或是会刻意挑人毛病，我想知道究竟是什么情况让你有这种感觉。"

京民的眉头皱得更紧了。他的表情并不丰富，硬要分类的话，他应该属于那种会压抑情绪的人。但在我的印象中，他谈话时会随着脑海中浮现的想法做出反应，尤其在回想负面记忆时，那张几乎没有表情的面孔下，其实隐藏着许多情绪。

"对方并不是真的会给我带来损失，应该说是会让我想到心情不好的事。上一份工作的同事和领导大部分都是这种类型，他们真的让我很失望。起初我觉得那是一家小公司，并没有什么了不起，就是一群没有热情也没有能力的人，安然地做好自己分内的事情，每天烦恼午餐吃什么、周末去哪里玩而已，跟他们来往不会有什么好处。如果被这样的人指责，或是拿我的工作表现来跟他们做比较，实在很伤自尊心，所以我努力想把事情处理得更完美，因为我没办法容忍自己被他们挑三拣四。"

"你觉得不仅是同事，就连领导也没有资格批评你是吗？"

"对，我曾经在公司遇到过让人很生气的事。我注意到管理数据的程序真的很难理解，而且有很多不合理的地方，所以就建议改善。但大家的反应都是'现在没有什么大问题啊，干吗要改'。我的直属领导甚至半开玩笑地嘲讽我说'如果因为自己是好大学毕业，就这么坚持完美的话，工作起来会很累的'，这让我更讨厌他们了。我觉得要是继续待在那里，我也会变成那种令人失望的人，所以就'放弃'了那家公司。然后还有……在当兵的时候就没什么好说的了，医生你也当过兵，应该很清楚。"

"对，当然。"

我一边附和他，一边悄悄把视线转移到病历上。由于我服兵役时是担任公众保健医师，所以真正的军人生活只有4个星期而已，但我觉得还是不要说出来比较好。幸好京民认为我了解军中的一切，完全不在意我的反应便继续说了下去。

"我真的经常因为夸张的命令而傻眼。我担任分队长的时候，为了改善队里的气氛，想做点新的尝试，但无论是长官还是下属，都是一些让人无语的家伙。最后我只做自己分内的事，干脆'放弃'跟别人交流了。"

"原来如此。这么说来，只要你觉得在某些方面不符合你的标准，你无法认同，心情就会不太好，就会'放弃'，对那群哥哥也是这样吗？"

"哥哥？"

"对，惊恐发作时跟你在一起的那些哥哥，你好像说过还是得放弃他们之类的话。"

"那是当时闪现的想法，在那之前从来都没有那种感觉。他们是我在大学的管理研究社团认识的，现在大多是代理商、高级公务员、S集团研究院的员工、法律事务所的律师，大家都是很优秀的人，在任何人眼里都聪明又优秀。"

瞬间，京民的语调变了。在说前公司与军队时那种隐约的愤怒消失了，取而代之的是愉悦的神色。仅从那种骄傲的神情、语气中就可以感受到，对京民来说，这群哥哥是代表正面意义的重要存在。

"证明我真正价值与潜力的镜子"

"他们真的很了不起！那你们的关系很好吗？"

"对，不管我说什么他们都听得懂，都可以沟通。有些人知道我需要什么帮助，会主动提出要帮忙。只是听他们说话就可以学到很多东西，不仅是就业，还有社会生活、自我成长……我觉得我很适合跟他们做朋友，感觉他们是能够证明我真正价值与潜力的镜子。"

是能够证明真正价值与潜力的镜子……

其实，从初次谈话到现在，我在聆听京民的故事时，推测他是因为对他人的批评与拒绝十分敏感，才展现出自尊心低落、自我局限等性格的"回避型人格"，所以在人际关系中才会不断重复"放弃"的行为模式。周围的哥哥们给他的"负面评价"可能只是真心的建议，他却因此惊恐发作。从这点来看，他符合我的推测。但现在他开始炫耀这群哥哥有多优秀，自然地把自己看成其中的一分子，我又觉得自己的推测不太对。

回避型人格的人，会不断怀疑、贬低自己，会因为与身边的人比较而感觉自己低人一等，进而陷入痛苦，从而在社会上畏首畏尾。但京民的状况和这又有一点不同，他还有其他的问题，我怀疑是"自恋倾向"。当然，自恋倾向也是源自潜意识的自尊低落，所以并不能说和回避型人格完全不同。但在临床上，为了更准确地应对，我们必须将这两者分开来看。其实在我看来，那些哥哥并不是照出京民的镜子，而是更像他所梦想成为的样子。那群哥哥可以看成代为满足他自恋需求的人。

"原来如此，看来他们对你来说特别重要啊，既是最亲近的人，又像照出你真实面貌的镜子……"

虽然我只是重复他说的话，但京民的眼睛却闪闪发亮，很积极地继续说下去。

"我跟他们的关系很特别，他们也是我最常见面、联系的人。仔细想想，应该说他们是我为数不多的朋友吧。虽然我偶尔也会跟其他人见面，但只要发生任何事，就一定会跟这群哥哥见上一面。哥哥们甚至还开玩笑地问我怎么都不谈恋爱，该不会是爱上他们了吧之类的。这么说来，我已经很久没谈恋爱了。最后一次恋爱是在大学一年级……"

提起这群哥哥时，京民的心情确实跟在说其他人时很不一样。我没有问他，但他还是很激动地一直讲下去。终于，他在不知不觉间提到恋爱的事情时停了下来。

"放弃"比较轻松吗？

"医生，我觉得有点奇怪又有点陌生。我跟人交往的'风格'好像有什么问题，我没办法很明确地说出来，但这会跟惊恐发作有关吗？"

"风格吗……你为什么会有这样的想法？"我并没有回答他最后的问题，而是选择反问回去。"风格"代表认知跟行为的模式，既然提到这个词语，那就表示京民可能在尝试检视自己的个性。

"我没办法举很具体的例子，但回想我刚才说的那些话，就有种一直重复出现类似问题的感觉。"

"对，正如你所说，每个人都有下意识不断重复的想法、情绪、行为，而这又称为性格倾向。这本身并不是问题，不过如果在生活中持续遇到类似的不愉快、失败或痛苦，那就应该想想究竟是源自怎样的性格倾向，就像现在我们在做的事情一样。我也还没梳理清楚，不过我想，比起听我的推测，听听你的故事会更有帮助。最重要的就是你了解自己的性格倾向，也就是所谓的'风格'。那接下来，我们就努力来了解你的风格具体究竟是什么。"

送走京民之后，我一个人坐在诊室里，在纸上随手写下"放弃"这两个字。他说不想认同的人，就把他们放到藩篱之外对吧？我试着把手掌从靠近身体的地方，推到比较远的地方去。我觉得送到藩篱之外这句话，要比"放弃""断绝"或"推开"这些用词更合适。我看着写满"放弃"这两个字的那张纸，感受到"虽然我想要，也努力过，但实在没办法"的含意。接着我想起网络上曾流行过的"放弃比较轻松"这句话。很想要却无法获得令人难过，而努力却无法获得则会令人痛苦。期待太高或太难做到的时候，放弃能让内心平静下来。京民会不会是因为别人的期待和自己的努力而感到特别痛苦或害怕呢？

内心有一个"了不起的自己"

刚开始听京民的故事时，我怀疑他是回避型人格。因为典型的回避型人格的人，就像京民这样，除了极少数非常亲密的朋友，几乎不跟其他人深交。害怕被他人忽视、拒绝的恐惧和不安太过强烈，所以即使想跟其他人缔结亲密关系，他们也还是会却步。这种人的核心情绪，也就是他们最脆弱的地方，是羞耻心。京民之所以会惊恐发作，是因为在几乎唯一能让他感到安全，他认为很适合自己的团体里，羞耻心意外地被刺激到。正因如此，我才推测他是回避型人格。

但接下来的几次谈话，京民却说当他觉得没有获得认同、被低估的时候，就会感到愤怒，进而"放弃"这段关系。我便知道，**夸大的自我**占据了京民的心。京民在"我很了不起"的心态下，很难承受自己的形象动摇或受损。所以他才会以对方配不上自己为由，不断与他人断绝来往。他用属于自己的方式管这种行为叫作"放弃"。从这种理论与认知衍生出这样的行径，比起回避型人格，更接近"隐性自恋人格"。看到这里，或许有人会问："会不会有人既内向又自恋呢？"我想，大家对这个概念应该很陌生。

长久以来，人们针对自恋性格做过无数研究，所以对它的定义和分类非常多元。以海因茨·科胡特（Heinz Kohut）为首的许多临床心理学家依照自恋型性格之人所具有的"夸张我"（"了不起的我"）形态，将自恋性格大致分为两种类型："显性自恋"与"隐性自恋"。

首先，显性自恋者，指的是那些不断展现自己的优越性与成就，期待周围的人能以特别的方式对待他，并将此视为理所当然的人，通常会让人联想到王子病或公主病这类形象。

显性自恋者很迷恋自己，所以只会对别人的称赞有反应，而并不在乎别人对自己真正持有什么想法。

相对地，像京民这种个性，则是把"夸张我"留在心里，对他人如何评价自己十分敏感。这种人在进行社交活动时，有时会很消极，有时会过度谦虚，看起来很像是在贬低自己，很害羞。但其实他们心里早就预设了"这个世界上没有人可以小看我、否定我"的前提。这种个性称为"隐性自恋人格"，而形成这种人格的原因，是这个人在日常生活中很容易受到威胁。无论多么完美的人，都无法摆脱批评、负面评价、挫折和失败。所以，为了保护隐藏在内心的"夸张我"，隐性自恋者便会选择"放弃"会威胁到该形象的所有人。

需要获得认同、肯定才能满足的"自恋需求"若遭遇挫折，人们就会以不同的方式展现出"自恋性暴怒"。显性自恋者会无视别人的负面反应，有时候甚至会生气、暴力相向。而隐性自恋者则会突然断绝来往，以消极但极端的方式做出回应。这种反应和内在强烈的羞耻心有关。前面也说过，回避型人格的核心情感是羞耻心。

因为这两种个性引发的内在情绪相似，所以在看诊初期很容易将它们混淆。

不过，隐性自恋者的那种讨厌被忽视的心理，也可以成为促进其自我成长的强大动力。如果他们可以敏锐地观察他人的情绪与想法，同时又能保持客观、稳住情绪，那他们就能理解、体贴他人，从而赢得他人的好感。事实上，在需要细腻地了解他人的心意、发挥调解能力的职业中，隐性自恋者可以发挥出惊人的优势。

其实，每个人都具备某种性格倾向。也就是说，"平均又中立的性格"就像没有颜色的水彩一样，根本不存在。你讨厌过自己的个性吗？你想过是因为这种讨厌的个性，问题才会一再出现的吗？如果答案是肯定的，那么你应该先确定，自己比较接近哪一种个性，然后不断观察自己，看看情绪与想法是如何产生的，又是如何影响做法的。如果觉得一个人很难做到，可以像京民这样寻求专业帮助。

"我不在乎他是什么人,只在意他如何评价我"

京民说今天穿的这件 T 恤要好几千块。第一次听到他身上的衣服和首饰的价格时,我以为他是个富二代,父母给零用钱很大方,后来才知道并不是这样。我称赞说 T 恤真的很适合他,他的反应很平淡,一副"这没什么"的表情,但我想他肯定很开心。一想到他为了买那件 T 恤,把夜间打工好不容易存的钱全部花光,我就很担心,也有点可惜,但同时又觉得,这跟看诊好像没什么关系。

"不久前在准备就业时,发生了一件有点怪的事情。我心里很不舒服,觉得应该'放弃'。但我想起上次会谈时讲的事,意识到这真的就是我的做事风格。虽然很难过,但我觉得还是要说出来。"

我一提起他脸色不太好,京民就说出他早已准备好的这番话。他算是一位积极的来访者吗？在精神分析会谈当中，来访者事先准备当天的话题，这很好，但站在医生的立场，还是更希望来访者可以主动提出让他们感到困扰的问题。

"真的吗？是什么事情？"

"上星期，几个读书会联合举办模拟面试，我们担任彼此的面试官，在规定的时间内提问、评分、提出意见。之前我们也办过这样的活动。因为我想表现得比大家好，所以很认真地准备，不仅另外买了面试参考书，自己练习时还会录像查看，因此我非常有信心。"

"你做了很多准备，后来呢？"

仅是回想起当时的情况就面如死灰的京民，无力地摇了摇头。

"结果不是很好。我觉得那天大家对我的态度真的非常奇怪，导致我虽然已经练习很多次，但回答时还是结结巴巴的。在复盘的时候，有几个人把我回答的内容、语气、手势一一拿出来评判。其中有一个人是我们读书会的成员，他每讲一句，旁边的人就帮腔表示赞同。在别人面前遭受这种批评，真的让我很痛苦。后来我就不想参加读书会了。确切地说，一想到读书会，我就很痛苦。"

"你应该很难过吧。虽然很痛苦，但能不能请你把当时的想法描述得更详细一点呢？"

"难道一开始就不认同我？瞧不起我吗？"

谁会喜欢在众人面前被批评呢？不过京民尤其无法承受这样的情况，而且有过度解读的倾向。听完我小心翼翼的提问之后，他喝了口水继续说："我觉得我的努力都没有用，我就是个彻头彻尾的失败者。同时也觉得，我好像还没到需要被这样'批判'的程度吧，就有种被瞧不起的感觉。而且跟我同一读书会的人，明明知道我的能力如何，却还那样站出来批评我，真的让我很生气。也不知道他是不是一开始就不认同我，所以才这样批判我，借着这次机会让我难堪。还有，还有……"

连珠炮般说个不停的京民，深深地吸了口气，像是要平复激动的心情。

"但从那时到现在，一直在我脑海中挥之不去的……是跟我在同一个读书会的学弟的眼神。他平常是个讲话很干脆、很有领导风范、很谦虚的人，总之他有很多优点，很出色。但在那天，他一言不发地看着我，好像很同情我的样子。那天他一如既往地获得了很好的评价，他应该觉得我很可怜吧？"

在一次模拟面试中收到负面评价，让京民开始在心里否定自己过去的所有努力，并感觉自己被来自同一读书会的人背叛，仿佛被瞧不起了一样。这是一种跳跃性的思考方式。即使是对现实有正常认知或个性没有太大缺陷的人，如果在压力较大的环境下陷入情绪激动的状态，也可能像京民这样过度曲解别人的意思。

我想这或许只是暂时的误会，但根据刚刚京民所说的话来看，他应该是以个人主观的想法来叙述这件事的。

"现在我不那样想了，只是那一瞬间有那种感觉而已。我觉得他们说得太过分了，不过，如果真的瞧不起我，就应该不会一直跟我待在同一个读书会。大家也不会把时间浪费在这样的团体当中，只是为了取笑特定的对象，你说对吧？"

"对，我也这样想。不过你当时和现在的情绪起伏都很大，想必你自己也难以理解为什么会这样，而且这次经历也让你觉得很受伤，所以我觉得有必要好好讨论一下。后来你是怎么做的呢？"

"我还没有采取什么行动。后来在面对那些读书会成员，尤其是我的学弟时，我感到很尴尬。每次见面都会想起模拟面试时听到的那些话，以及学弟看着我的怜悯眼神。但我也不能再拿那天的事去问他们，而且我也不想那样做。有那么一瞬间我甚至觉得，'放弃'读书会跟学弟或许会比较好。"

京民习惯的特殊用词又出现了。

"原来如此，所以你是产生'放弃'读书会与学弟的想法了吗？"

"对。"

"但我觉得，这次和你以往的'风格'不太一样。之前你都是在话不投机，或是觉得跟自己合不来的时候才会想要放弃对方。"

"对……"

京民有些迟疑，而我并没有催促他。

"在意别人如何评价我"

比起说出我的想法，听听他的想法更重要。

"嗯……他们是完全不同类型的对象，但我觉得，应该是给了我相似的感觉，所以才会这样。"

"给了你相似的感觉吗？"

"对，我觉得自己的能力没有获得'正确的'认同，反而被低估了，这和对方的能力或个性没有太大的关系。对我来说，那天读书会成员对待我的态度，尤其是学弟看我的眼神很重要。那天之后我就一直有'他们那天一定很瞧不起我''他们现在到底是怎么看我的'这样的想法……"

京民有点茫然地看着我。

"医生，我好像比较在意别人怎么评价我，而不是在意别人是怎样的人，我从小就是这样。"

仿佛刚刚才终于想通一样，京民的双颊有些泛红，反复思考着自己刚刚说出口的话。在谈话过程中，来访者产生全新认知的这种情况，我们称作"顿悟时刻"，这会让身为医生的我也跟着激动和紧张。

京民跟人交往的时候，会用这个人适不适合自己来评价对方、给对方分类。而评价的标准，就是京民内心的自我形象。

这个自我形象非常敏感、浮夸，比起对方是怎样的一个人，他更会敏感地去观察那个"了不起的、优秀的自己"有没有获得正确的认同。正因为如此，只要别人对他有一点点负面反馈，他就会过度解读，并产生强烈的羞耻心与愤怒。"我是不允许被任何人小看、不能被拒绝的人！"为了捍卫内在的自我形象，干脆选择跟可能破坏那个形象的人断绝来往吗？

这是自恋型人格的观点，并且偏向隐性自恋。显性自恋和隐性自恋看起来互相矛盾，但主要的性格特色其实差不多。因此，这两种特性通常会交错出现。以京民的情况来说，他的隐性自恋倾向特别强烈。

"你似乎发现了自己之前没有注意到的处事风格和特征。刚才你说了很重要的事情——你从小就这样吗？"

"小时候……小时候不都是会跟朋友吵架吗？但我只要吵过一次之后，就会跟对方断绝来往。不管在什么地方，都要听别人说我很优秀才会开心，如果别人没有称赞我，我就会很生气、很难过。"

"所以，只要你没有获得'比别人更出色、更优秀'的评价，就会心情不好，是吗？但现实情况是，不可能每次都获得这样的评价吧？"

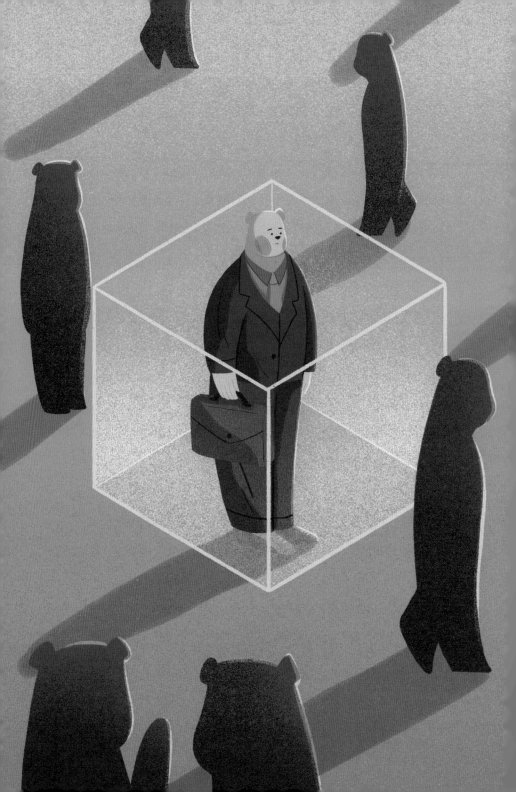

"没错，长大之后我也知道不可能总是获胜，所以才一直压抑这种心情。但在我的印象中，小时候真的因此承受了很大的压力。初中时期我的个性比较敏感，跟朋友一起去吃饭时，如果别人的意见获得更多的赞同，我就会觉得自己的价值被否定了，所以会埋头只做自己擅长的事情。小时候我很擅长踢足球，所以不管是体育课上还是午餐时间，我都疯狂踢足球，而升入高中后就只有读书了。但就像医生你说的，我不可能什么都做得很好。所以我开始讨厌分数一直无法提高的数学，最后就干脆放弃了。"

"不仅是朋友，连科目也会放弃吗？"

京民点了点头，"放弃"似乎是他的自我防御手段。

一直以来放弃了很多关系

"可能正是因为这样，才会觉得跟年纪比较长的哥哥们相处，比与同龄的朋友相处要自在许多吧。"

"为什么呢？"

"跟同龄或是比我小的朋友相处，我就会一直想要超越他们、获得认同，从而使我们的关系变得扭曲。但如果输给个子比我高、块头比我大的哥哥，我就不会伤自尊，也不会心情不好。"

"你觉得这是理所当然的，所以没关系，对吗？"

"对，所以跟哥哥们相处时我会比较开心。"

"在就业读书会里，你觉得自己应该获得比其他人更好的评价是吗？"

"对，因为大家的年纪都比我小。嗯，但我想我还是不该放弃读书会。"

京民冷静地点点头，然后抬头直视着我。

"包括学弟在内的那三个人，其实都非常优秀。这是一个没有固定周期的聚会，我也不会一辈子都跟他们来往。虽然看到他们就会莫名烦躁，但我想这是我的问题。跟医生聊过之后，我才发现原来我一直以来放弃了很多关系。我想把继续参加读书会这件事当成一种练习。"

在医生给出建议之前，就给自己找到了挑战课题，这真的很令人惊讶。京民一发现自己在不断重复的行为模式，就努力地想跳脱出来。要改变持续了一辈子的行为模式与个性真的很困难，而到了现在这个年纪才有所察觉并且要开始改变，会更辛苦，但我并不想一开始就给京民泼冷水。

"好，你的想法很好。只要不是痛苦到难以忍受，我就建议你在感到不舒服时仔细观察自己的情绪反应。希望你下次来的时候，可以告诉我观察结果。"

京民听完我的话，一时很惊讶，但随即又笑着说："这好像是我来这里之后，第一次听到你称赞我。"

我第一次称赞他？这时，我好像看见了京民的那个"夸张我"。所谓的性格倾向，就是一种即使在独处时也会不断运作的认知与行为模式。在进行会谈的诊室里，这个自动化过程也会持续不断地在来访者心中运作。

随着谈话次数的增加，医患关系逐渐加深，我渐渐成为一个对京民来说具有一定分量的人，那个"夸张我"便开始更仔细地检视我对他做出的每一个评价。那天的谈话结束之后，我回顾了一下之前我对京民做出的正面反馈是不是太少了。

我们心中的双刃剑

"我好像是第一次听到医生你称赞我。"

京民高兴地说出这句话，让我想到了"认同渴望"。认同渴望是精神医学用词中广为人知的一个，也是人们在日常生活中常会用到的名词。跟自恋一样，认同渴望是非常自然的情绪，而且它不是一件坏事。健康的认同渴望，是帮助自我发展的动力。

但过度扭曲的认同渴望，最后会使我们变得焦躁、怯懦。想确认自己在与他人的关系当中是否获得认同的想法不断涌现，就像死缠烂打的债主一样挥之不去。

若想使认同渴望往正向发展，就要思考、练习该如何满足内心的需求。

健康的认同渴望，指的是知道自己内心真正需要的东西，并将所有力气投注在上面，通过获得大大小小的成就来满足自我，并以此获得重视之人的认同。而如果只想持续获得更多人的赞赏、羡慕，就是一种过度的认同渴望，这样的渴望绝对无法满足，只会使我们的心陷入无止境的饥渴。像是社交媒体上的"点赞数"竞争，甚至会让我们把很多陌生人当作满足个人欲望的对象。

如果想拥有健康的认同渴望，就应该在医生的引导之下，多多体验过去未曾感受过的矫正式情绪（比如小时候缺乏的乐观与共鸣等）。在这个过程中，来访者会逐渐认识到"像我这样的人，也能以最本真的样子获得认同"。以这种平衡的体验为基础，进而探索自己真正想要的究竟是什么，接着便能将在诊室内累积的经验运用在外面，帮助自己拥有健康的认同渴望。

自恋与羞耻心的关系

"你还记得之前我提过的那个朋友吗？就是最近才开始准备考大学的朋友，我又跟他恢复联系了。"

京民一坐下来就急忙跟我报告，他又开始跟那个被他"放弃"的朋友联系了。

"我决定偶尔跟他见个面，听听他的烦恼，给他一点意见。"

上次谈话时，他说过会跟那个朋友联系吗？没有。这多少让我有点意外。最重要的是，京民说话的态度好像不太对劲。

"是吗？是他先跟你联系的吗？"

"是我联系他的，因为很久没见了，就跟他碰了个面。"

"怎么会突然这么做？"

"最近我太忙了，才终于发现一切都要照计划进行是多困难的一件事。然后我想起之前他曾说过，要照计划表做事很麻烦，就觉得是我没有站在他的立场思考而仓促地得出结论。总之，他现在很努力地在备考，还问了我很多事情。一开始是有点尴尬，但我觉得恢复联系真是太好了。"

京民主动走近已经"放弃"的朋友，并恢复彼此的关系，这样的行为并不在自动化程序中，也就是不存在于"行为模式"里的全新举动。我应该称赞他"这样很好，是克服问题的好方法"吗？不知道为什么，我并没有开口。我注意到京民有些不自然和闪避。他今天给我一种像在接受作业检查的感觉。是想让我知道他在诊室外面做出了正向改变，从而认同他吗？突然，我好像又看见京民的那个"夸张我"了。

过度在意，导致"认知扭曲"

"对了，医生，下周我决定要跟哥哥们见面了。我觉得有点焦躁，而且有些心烦。"

话题很快就转到了别的地方。

"为什么觉得焦躁又心烦？"

"因为上次惊恐发作时我正好跟他们在一起，所以很担心这次与他们见面会不会也发生相同的事。"

"原来如此，害怕发生类似的坏事是人之常情，但还是要面对啊。怎么样？我们聊了这么久，你对那天为什么会惊恐发作有点头绪了吗？"

是因为即将要跟那群哥哥见面，所以今天京民的态度才会如此不自然吗？第一次见面时他拿给我看的鉴定报告当中，写了他有预期性焦虑的问题。京民的个性使他不会展现出自己脆弱的一面，所以或许他内心感受到的不安比外表看起来的更加强烈。

"嗯，我仔细想过那天的事，或许是他们说的那些话触碰到了我内心的某个地方。以前通常是听他们的事，但那天我却成了话题的焦点。他们叫我放低标准、不要执着于公司的名气、不要勉强自己……虽然我知道他们是想要安慰我面试没成功，但我觉得，我只是在找一个适合自己的地方而已。难道对他们来说，我像是一直在勉强自己吗？所以我有种自己被低估的感觉，但我不知道为什么这会导致惊恐发作。"

京民一直很在意亲朋好友对自己的评价，所以那天的情况，就像是一直以来认同他的人，对他做出了意料之外的攻击。难道是因为这样，再加上面试失败却没有表现出来以及没有意识到的挫折与不安，他才惊恐发作的吗？正当我在思考是否要将我的想法告诉他时，他开口说："医生，我可以把我这段时间的想法说出来吗？"

我点点头。

"上次我说，我在乎的并不是对方是怎样的人，而是对方怎么看待我，如果事情发展不合我意，我就会放弃这段关系。后来我一一回顾了过去斩断的那些关系，结果产生了一个疑问。"

"什么疑问？"

"我从小就一直很排斥不认同我的人，所以现在也没有几个可以联系的对象。我放弃了很多能密切往来的人，但我身边真的有这么多瞧不起我、不认同我的人吗？我需要做到这个地步吗？"

"你自己觉得呢？"

诊室里陷入一片沉默。

"我觉得如果不是我被诅咒了，认识的都是瞧不起我的人，那么事情就根本不是我想的那样。"

"能不能请你解释一下，'事情根本不是你想的那样'是什么意思呢？"

"觉得大家不认同我、觉得我被贬低，这些可能都不是真的，或许是我自己搞错了，也有可能是我下意识希望事情是这样的。"

"这么了不起的我，竟然不被认同"

口中说着"也有可能"的京民，正在审慎地检视自己的想法究竟是如何产生的。他开始意识到，实际发生的事情与他自己的感受很有可能并不一致。京民过度在意周遭的评价，在这个过程中很可能会发生"认知扭曲"现象，对事情产生负面的影响。京民比我预期中更快地开始探索自己的内心，意识到的事情也越来越多，以医生的角度来看，我现在可以告诉他我的看法了。

"这可能是错觉，也可能是你自己想要相信这样的想法。但关键问题在于，无论周遭的人给出什么样的评价，你始终都会以自己的方式去解读，而这一点你现在已经意识到了。小时候我们都会经历认为自己绝对不会有错，应该受到大家喜爱的时期，也会经历无论如何都要战胜别人的时期。在这些时期，'夸张我'便会出现，占领我们的内心。但我们不可能永远都对，也不可能永远赢过别人，在成长过程中累积经验的同时，那个夸大的自我会和现实产生摩擦，让我们产生现实的自我、健康的自爱，并以这样的态度和他人缔结关系。"

"你的意思是，'夸大的自我'还留在我心里吗？但我是因为不希望自己变得很悲惨，所以才跟他们断绝来往的，如果我心里有一个'夸大的自我'，那我不是更该在别人面前抬头挺胸吗？"京民似乎无法理解我说的话，摇了摇头并说出他的疑惑。

"'夸大的自我'不是理直气壮，而是更接近羞耻心或愤怒这类情绪。而感到愤怒、羞耻的原因，是'这么了不起的我，居然不被认同'。这种想法一旦成真，很容易让你受伤。我想对你来说，这个'夸大的自我'很容易给你的想法、情绪和行为带来影响。"

今天是我第一次把我的想法直接告诉他。像京民这种戒备心很强的来访者，在增进医患关系的前期，需要多多鼓励，帮助他轻松地说出真正想说的话。但京民很快就准备好面对自己的内心了，我也认为在这样的阶段，他多少能够消化医生的说法了，所以才把我的想法说出来。当然，我的判断可能会有错，我的解释对他来说可能是攻击或批评。我思考着各种各样的可能性，小心翼翼地说出我的意见。京民大多时候都是冷静地点头听我说，并简短回答说他明白我的意思。接着他一言不发地坐在那里好一阵子，然后才开口："其实我最后还是决定放弃就业读书会了。我们每次读的书都是以前我读过的。就像之前跟你说过的，我的打工时间变长了，我觉得很累，所以我觉得自己一个人准备比较好。但我担心自己是不是因为学弟或其他成员让我觉得尴尬，所以才做出这样的决定。难道我想要放弃，都是因为我心中那个'夸大的自我'吗？"

京民的脸上露出前所未有的焦虑与丧气。读书会的内容并不是最近才突然改变的，所以"之前已经读过了，不需要再花时间读"只是一种辩解，只是他找的一个理由，只是为了将没能被认同而想结束这段关系的决定合理化。

知道"夸大的自我"之后

突然又去跟正在准备考大学的朋友联系，也可以用相同的逻辑来解释。当然，主动向朋友提供帮助这种利他行为，确实可以满足自恋需求。可能他是想在没有威胁性的关系当中，尝试改变自己的个性。但同时也不能排除，这是他为了抵消放弃就业读书会的罪恶感所做的一种补偿。京民已经知道自己心中有一个"夸大的自我"，并对这样的自己感到失望。我不想在这次谈话时，批评他的行为并要求他反省。因为这样做无论对他还是对我们的谈话都没有帮助。他现在需要的，是温暖、温柔的鼓励。

"我也不知道。我觉得我不该随意判断你的决定是出自什么原因，我也不想这么做。让我们一起慢慢想好吗？看看放弃就业读书会是你一贯的行为模式，还是有其他无法避免的原因。不过即使你认为这是自己一贯的行为模式，也不要感到太失望。因为所谓的行为模式，类似做出反射性思考与行为的自动化程序。你可以把身体想象成一座巨大的工厂，从头到脚的所有细胞都要相互配合不断运作。我们有可能突然改变工厂机器的程序吗？要想改变机器的程序，就必须先换设备，还要做很多准备，这些都是要花费时间的！"

听完我的话，京民点了点头，但看起来心情并没有变好。后来我们又说了说要跟那群哥哥见面的事。他非常担心自己再次惊恐发作什么的，离开的背影都充满了紧张感。

认知扭曲

📖

戴着有色眼镜看世界

大家听过"**认知扭曲**"这个名词吗？它指的是把事情扭曲得偏离事实，或是思维不合逻辑。认知扭曲分为很多类型，最经典的就是**二分法**，举例来说，比如"没拿到第一名就是失败"。京民会将从亲朋好友的行为、表情和语气中感受到的负面信息放大解读，或是即使对方没有那个意思，他也会自己得出负面结论。这种草率做出判断或是自以为读懂对方内心的行为，就可以看成一种**认知扭曲**。在这个过程中，他已经得出了负面的结论，同时会排除任何正面信息，这种认知扭曲也可以说是一种**精神上的滤镜**。这种扭曲的思维模式很可能会在京民评价对方时发挥作用，并使他不断重复"放弃"这个行为。

认知扭曲原本就是在抑郁或严重惊恐的状态下才会展现出的特质，所以人们是在研究抑郁症患者的认知症状时，才将这个现象独立出来，进行分类。我们的心情和想法其实是紧密地连接在一起并互相影响的。所以若是陷入严重的抑郁状态，那么看待过去、评价现在与展望未来时，观点就会被扭曲。所以，只有摆脱了抑郁症的人，才会说"抑郁的时候感觉内心戴上了一副让一切都变阴暗的有色眼镜"。比如在职场上犯下小小的失误，会立刻想到"我的履历完蛋了"（轻率地下判断、夸大其词），并且会把和自己完全无关的负面事件归咎于自己，为此感到自责（个人化）。当这种想法不断重复，便会陷入抑郁情绪不断加深的恶性循环中，有时候甚至会演变成自杀等极端情况。

除了抑郁与惊恐，也有一些认知扭曲会受到个性的影响。回避型人格者自尊心较低，对自己的能力没有信心，容易陷入类似抑郁状态的认知扭曲，并避免与人来往。显性自恋者，会把自己所有的小成就放大，借此满足心中的自恋需求，同时，他们也会把自己犯下的失误或问题缩小，或是把责任转嫁给别人、批评他人（与"个人化"相反），以此来摆脱自恋形象受损的压力。

即使没有个性问题或抑郁症，我们也经常会犯下认知扭曲的错误。比如，深入了解一件事情之后，才发现那并不需要自己负责，或是事情其实并没有那么严重，但自己一开始却因为过度解读而承受不必要的压力。有哪些是我们已经很习惯，而且经常发生的认知扭曲呢？比如，随意把事情想得很夸张，将事情灾难化、个人化，批判他人等。你的想法属于哪种类型？这个时候最重要的，是了解自己的思维模式存在哪些矛盾与扭曲，进行"重新建构认知"的治疗。请大家试着检视自己内心一再重复的思维模式究竟属于哪一种。你会不会也戴着有色眼镜看待他人的态度、解释自己的内心呢？

独自留在游乐场中的孩子

不知不觉间，夏天令人难耐的暑气已经开始消退了，白天的阳光也不再让人感到那么刺眼了。我认识的人当中，最有时尚感的就是京民，而今天他仿佛迎接初秋一样，穿了一件驼色的背心。

"跟哥哥们见面还顺利吗？"

听到我的问题，京民没有任何表情，只是静静地描述了当天的情况。

"老实说，我很怕同时跟大家一起见面，所以我先跟最要好的哥哥单独见面了。见面后我们便提起那天的事。要我示弱或说些面试没成功很可惜之类的话，实在很伤自尊，所以我从来没跟他们说过。但那天，不知道为什么话题就跑到这上面了。"

"可能是因为能在诊室里说出心里话，所以在外面也有说出自己心声的勇气了吧。那对方说了什么呢？"

"他说他知道我的意思了，然后还跟我道歉，让我有点被吓到。他说他是想鼓励我，并不是想打击我，他认识的我是一个很聪明、很诚实、很优秀的人，可以坚持3年边打零工边准备就业面试，这不是一般人能做到的事。他说虽然我比他年轻，但他真的觉得我很了不起。不过他知道我不愿意主动说出自己遇到的问题，所以他的意思是让我不要勉强。虽然是想鼓励我，但意外伤害到我，他感到很抱歉。我有一种被重击的感觉。"

"跟你想的一样，他们并没有贬低你或是想打击你的意思。"

"其实听到他这样说的时候，我甚至还怀疑'是不是因为亲眼看见我惊恐发作，很同情我，所以才这样称赞我'，也很担心未来每次跟他们见面，都会想起惊恐发作这件事，要是觉得很尴尬该怎么办才好。但想到之前谈话时产生的想法，想到那些从小被我放弃的人并不是全部都看不起我之后，就觉得心里舒服多了。我们已经约好下周见个面，我想应该不会有什么问题。"

京民笑得很温柔，一副如释重负的样子，我也不禁露出了微笑。

"真是太好了。"

"对啊，没错。跟那位哥哥聊过之后，我好像明白为什么那时会痛苦到惊恐发作了。我说过我曾经想要放弃他们吧？就是依照过去的行为模式，产生放弃的想法，我想是在那一瞬间，内心产生了强烈的抗拒反应吧。能理解我的只有他们，如果我连他们都要放弃，那究竟还剩下什么呢？如果他们不认同我，那我就必须像过去那样放弃他们，我不想这样，但又不知道该怎么办，所以才会惊恐发作。"

"原来是想依照行为模式行动的潜意识跟不愿意这么做的想法产生了冲突，这确实很有可能。"

我听完京民的话，一边点头一边回答。起初他提起这群哥哥时，对话的内容实在太稀松平常，让人很难和惊恐发作联系在一起。但这其实是他目前少数几个仍在维持的人际关系，这些人在京民的内心占有很重要的地位，所以当"放弃"这个程序启动时，他的慌张与抗拒都十分强烈。

"其实最近我也感受到了类似的情绪，就是……"他犹豫了好一阵子，然后才接着说下去，"上次我说要结束读书会的时候，虽然还不到惊恐发作的程度，但看到医生的表情我也有类似的感受。"

"我的表情吗？怎么了？"

"你的表情很僵硬，就像是在说'看来你只能做到这种程度'。"

那一瞬间，我非常想跟他解释一下，我并没有那么想。但如果我现在立刻解释，就无法得到他的回复了，所以我按捺住这样的心情，冷静地问："原来如此，那你当时有什么想法呢？"

"就是，嗯……"

沉默持续得比我预期的还要久，京民好几次欲言又止。

"我想起了以前的事情。"

"以前的事？"

"对，这听起来可能很奇怪，但我突然想起了我妈。"

在此之前，京民从未提起过家人。

"我觉得自己像被独自留在游乐场中一样"

在谈话的时候，询问来访者的人生早期记忆、与养育者之间的关系以及成长环境，是很正常的事。不过京民非常想谈论跟周遭人际关系有关的话题，所以我们花了很多时间在聊这些事。在检视目前关系的过程中，他已经掌握自己有问题的行为模式、了解自己的认知扭曲，并且展现了想要摆脱这种行为模式的意志，所以没必要特别提起家庭的事情了。

"印象中，我妈从很久以前就一直躺着，她声音不大，话也不多，不会大笑，但也不会生气。一直到我上高中才知道，原来她的心生了很重的病。"

"原来如此。那除了你母亲，你跟其他家人的关系怎么样？"

"或许是因为我妈的关系，我爸一直很爱护我。但他工作一直很忙，所以我们没什么时间相处。我是老大，所以很受亲戚长辈的疼爱，但这些都是在弟弟出生之前的事。弟弟出生之后，抢走了所有人的关注，我觉得自己像被独自留在游乐场中一样。像是大家都不知道跑去哪儿了，把我一个人丢在这里的感觉，大家似乎都忘了我。"

"像被独自留在游乐场中一样"这句话，听起来特别凄凉、特别令人难过。

健康的自恋，唯有在母亲或是代替母亲的养育者，能够持续地付出爱、给出回应，并重复让孩子经历适当的挫折时，才能培养出来。会不会是京民从"被独自留在游乐场中"开始，内心那个"夸大的自我"便没有被满足，所以才会难以长久经营有意义的关系，陷入有问题的自恋心态呢？

"你一定很孤单。"

为了拉近与他的距离，我在说话的同时也将身体微微靠向他那边。

"上次你信心满满地说要再试着跟就业读书会的人好好相处，我想知道后来怎么样了，结果你却说没有继续参加就业读书会。我觉得有点可惜，不过我绝对不会因为这样的事情对你失望。想要摆脱维持已久的行为模式，是件很困难且要花很长时间的事，这点我跟你说过吧？"

他点了点头。

"今天好像是第一次听你提起家人，这通常是在谈话初期就会分享的内容。刚才你说过，从我身上、从那群哥哥身上，都看到了妈妈的影子，你在其他的关系中也产生过这种感觉吗？"

"每次想放弃的时候，都会有这种感觉。但现在我也知道，真相和我的感受其实有差距。虽然这给了我很大的打击，但我也终于了解到，每次有这种感觉时，很可能都是因为我的误会，或是太过草率地下判断，所以我才想要试着继续参加读书会。"

京民说到一半便开始摇头。

"但真的完全不行。虽然理性一直告诉自己'没关系，只是你想太多了'，但一跟他们见面，就又觉得很痛苦。"

"原来如此，做出这样的努力已经很了不起了，你正在努力地挑战不要被行为模式支配。你可能会因为又失败了而失望，但我们的心并不是依照算式或程序运转的机器，虽然理智上很清楚地知道，但在情感上就是要花比较多的时间。有时候，在努力的过程中，反而会变回以前那个不成熟的样子。就把这个过程想成一针一线地把心缝得更坚固怎么样？想成你在进步与退缩之间反复的同时，心也会因此变得更加坚强。"

"听你这样说，我觉得舒服多了。"

京民脸上的担忧和紧张终于慢慢消失了。

"我的心好像也装上了增高垫"

"其实第一次来这里的时候，我一直很在意医生是否在乎我的事情，或是对我感到失望，也在想真的要接受治疗吗？"

"要是那样的话，可能连我也要被你放弃了呢。"

听完我的话，京民做出了一个搞笑的哭脸。

"不过后来你说'最了解你内心的人是你自己，我们一起找出答案吧'的时候，就开始有点不一样了，我觉得自己好像被认同了，所以现在我才能把没办法对别人说的事情都告诉你。在这个过程中，医生却对我露出失望的表情，这让我很受伤。就连医生也会让我受伤，我很难过，同时也不想承认这个想法，因为这样一来就感觉自己很没价值。不过我同时也在想'医生真的是这样想的吗'，所以虽然痛苦，但还是鼓起勇气把这件事说出来，我想我的选择没错。"

"你做得很好。刚才我也说过，我完全没有对你失望。谢谢你给我机会，让我说出我的想法。你在诊室里做的事情，如果也能继续在外面进行尝试，肯定会带来很大的改变。"

京民仿佛在回味我的话，轻轻地点了点头。短暂地露出像是在烦恼什么的表情之后，他不好意思地看着我说："医生，我有东西想让你看，如果你不介意的话，可以看一下吗？"

突然要给我看什么呢？我半好奇半担忧地点了点头。他突然把鞋子脱了下来，然后把两块很厚的增高垫从里面掏出来，放在自己的手掌上递给我看。原来那修长的身材，是靠增高垫垫出来的……京民这突如其来的坦白，真是令我目瞪口呆。

"没有人知道这个秘密。"

"增高垫吗？"

"对，大学时我就开始垫增高垫，在外面的时候从来没有把增高垫拿出来过，难道我连自己的身高都厌恶吗？而且我觉得我好像不只在鞋子里放增高垫，不知道从什么时候开始，我的心好像也装上了增高垫。我总是假装自己很强势、很厉害、很了不起，用这种方式来欺骗自己。衣服、鞋子，都一定要买贵的，这样才不会让人瞧不起，已经接近强迫症的程度了。我没办法忍受别人看到不好的我，所以一直无法摆脱增高垫，但现在我想鼓起勇气做这件事。"

"所以才把增高垫拿给我看吗？"

"对。"

京民重新把增高垫塞回了鞋子里。如果直接把它丢进垃圾桶里，那才是大快人心，但其实我们的心通常都会犹豫不决、踟蹰不前。活到现在第一次把小时候的痛苦回忆说出来，第一次坦白自己垫增高垫，甚至把增高垫拿给别人看，今天的京民已经完成一个很大的挑战了。

我思考了一会儿，便向京民提议："你已经知道自己那天为什么会惊恐发作，而我觉得你未来应该不会再突然发作了。但我们还是不要结束谈话，继续分享你母亲的事情，还有迄今为止的重要回忆，你觉得怎么样？"

京民爽快地点了点头说："好啊，这就是我想要的。"

"这就是你想要的？"

"对。"

简短回答后，京民静静看着诊室的墙壁陷入思考，接着又马上看着我的眼睛说："我想要更全面地了解自己没有垫增高垫的心究竟是什么样子，我希望即使那颗心没办法让我骄傲，我也还是能当一个抬头挺胸的人，这就是我想要的。"

我们决定，下一次谈话要分享京民人生中的第一个回忆以及和成长环境有关的故事。迄今为止京民都能很快找到正确的路，没有遭遇什么困难，但深入内心的路可能不会这么顺遂。他可能会遭遇抵抗，可能会因为诊室内外的落差而陷入混乱。但我认为，我应该陪着勇敢站出来、想找到真实自我的京民，在他每次感到痛苦、孤单的时候为他加油。因为这就是我选择的工作。

天气渐渐迈入深秋，冬天就要来了。我决定，一边期待京民的秋冬穿搭，一边等待我们的下一次见面。

📖

健康成长所需的镜子

现在我们要来深入了解让京民发展出移情作用的人生早期记忆，换句话说就是回顾他儿时的经历。京民在面对来自人际关系的问题时非常敏感，会将自己孤立于他人之外，无法展现真实的自己，这是源自他的"隐性自恋人格"。那么这种"隐性自恋人格"，是如何在他心中滋长的呢？

前面我也曾提过，在幼儿时期，每个人心中都有夸大的自恋倾向。幼儿在与世界交流、成长的过程中，自然而然会产生"我比世界上任何人都了不起"的认知。如果想好好控制这种幼儿期的自恋倾向，首先要做的就是不断累积满足自恋欲望的经验。

就像当孩子迈出笨拙的第一步，或以不熟练的方式拿起筷子，就会获得鼓励与支持一样，无论孩子的成就多么小，养育者都应该理解并支持他们，让他们产生成就感。满足这样的自恋需求后，还要让他们在更广阔的现实里经历深刻的挫折。在这个过程中，他们会开始意识到现实的自我。这些对自己的信任与对现实的感觉在经过心理机制的运作后，会帮助我们发展出成熟的自恋性格。我们会开始倾听周围正面或负面的回应，客观看待自己，不会被那些时不时需要面对却毫无根据的批评激怒或打倒。另一方面，我们要在经历失败与挫折之后，才能够获得继续前进的动力。

但人生早期如果没有让孩子完整展现、映照心中那个"了不起的自己"，会发生什么事？在这种环境下长大的孩子，成年之后仍会处在自恋性格尚未成熟的状态下。他们会不断地想确定自己心中那份夸大的自信。因为没有自信，所以总会担心自己在别人眼中看起来很不堪。京民的母亲在罹患抑郁症期间，或许没能扮演支持者的角色。父亲、亲戚等其他养育者，自然也没有人能担任主要的养育者角色，给京民提供足够的鼓励。或许就是这样的经验使得"隐性自恋"在他心中扎根，并给他的生活带来影响。

如果回过头去找自己曾经缺乏什么、受过什么伤，那样的过去如何折磨自己，我们就会在不知不觉间产生"但我现在什么也做不了"的怨怼与无力感。这种感受无可厚非。即便如此，我们还是需要好好整理自己的回忆。因为只有通过回顾那些隐藏在回忆中的我们始终未能意识到的想法与情感，才能理解它们是如何对现在的我们造成影响的。在这个过程中，会涌现对家人、亲友、自我、医生等人的强烈情绪，这很可能会让人感到痛苦。即便没有立刻产生这些情绪，在日常生活中也随时可能面临新的、始料未及的问题，并因此感到挫败。如果无论面对何种情况，都能努力倾听、理解自己内心的声音，就会无惧风浪，勇往直前。

你讨厌过自己的个性吗？

你想过正是因为这种讨厌的个性，

问题才一再发生的吗？

故事**4**

因为担心被批评
而退缩吗？

丛林里居住着许多动物，

包括用尖锐、厚实的爪子与利牙，

毫不留情地捕食的肉食动物，

以及虽然柔弱却有敏锐的听力，

且长跑能力相当出色的草食动物。

我们居住的世界，也像丛林一样，有各种不同个性的人。

常有人说，如果想在这个险峻的世界里过得好，

就必须成为凶猛的肉食动物，

要比别人更大声、更拼命地保护属于自己的东西，

气势上不能输。

但如果所有人都像肉食动物一样，那丛林还能维持丛林的样子吗？

还有，只要下定决心，所有人就能一夜之间成为肉食动物吗？

恩儿小姐就是一个鼓起勇气，想带着自己那颗温柔的心踏进这片丛林的人。

——"脑内探险队"尹熙宇

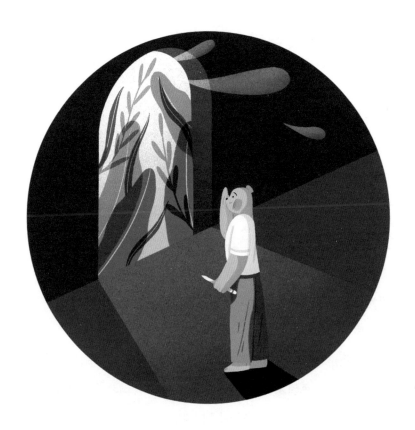

〔谈话室〕

暴饮暴食不是问题所在

　　在精神分析会谈中，来访者第一次到访时，会安排比较长的时间，这样医生才能获得足够的信息来评估来访者的状况。通常会把第一次来访的人安排在门诊的最后一个时段，或是花上两小时与他们交谈。但恩儿的行程已经排满了，时间相当紧张。这是因为她突然挂号，希望能尽快抽空进行谈话，而我很好奇究竟是什么事情让她如此着急。

　　恩儿是和母亲一起来的。她一头黑色短发，配上脂粉未施的圆润娃娃脸，看起来很像初中生。在她本人开口之前，已经陪着她去过医院的母亲就像终于找到人吐苦水似的，开始描述她的状况。

　　"她大学毕业都已经3年了，却还没有个像样的工作。一开始吵着说要画漫画，现在连漫画也不想画了，一整天都把自己关在房间里面不愿意出来。真的不知道她到底想不想工作，到底是随了谁才会变成这样。她哥哥一毕业就开始上班，现在都要结婚了。她也不说以后到底想怎么样，真的是快闷死我了。"

"原来如此，恩儿毕业之后一直没有工作是吗？那今天会来这里，是有什么特别的原因吗？"

"不管我说什么，她都会立刻问我是不是疯了？"

虽然以母亲的立场来看，这种情况确实令人担心，但仅仅因为这件事，有必要来做心理咨询吗？听完我的问题，母亲的神色并没有缓和下来，而是接着说："你说得对，所以一开始我也想，等她振作起来应该就会做点什么了，就一直不管她。但几天前的一个晚上，不知道她吃了什么，大半夜突然跑去吐，还干呕。我以为她是消化不良，帮她清理了一下，想带她回房间里休息，她却不让我进去。我觉得很奇怪，就硬闯进去，发现地上到处散落着各种零食的包装，她就是吃了那些才吐的。她说大概从一年前就开始暴饮暴食了。听完她的话，我就觉得'她终于发疯了'，所以就带她来了。"

一直听到这里，我才终于了解她带恩儿来医院的原因。就在母亲滔滔不绝地说个不停时，恩儿的表情越来越阴沉了。我看着一直低着头的恩儿，用温柔的语调问她："你妈妈说的话我都明白了，那恩儿你为什么会来这里呢？"

"唉，医生，我刚刚不是都说了吗？"

母亲可能觉得我刻意忽视她的话，所以打断了我。

"对，阿姨刚才说的那些对我掌握状况有很大的帮助，不过听听恩儿为什么愿意来医院也很重要，毕竟要进行心理咨询的人是她。"

听完我的话，恩儿才终于抬起头来看我。

"你只要把自己的想法说出来就好，如果不希望妈妈在场，那我们也可以单独谈。"

"可以一起，没关系。"

见面十几分钟后，我才终于听见恩儿的声音。她的声音就像她的外貌给人的感觉一样，十分清脆。她偷偷看了一眼坐在旁边的母亲，然后接着说："她说得没错，但我觉得暴饮暴食不是什么大问题。"

"你说什么？你看看她……"

"阿姨，稍等一下，请让恩儿说下去。"

明明是该听恩儿说话的时候，母亲却总是插嘴，所以我不得不要求她先别说话。短暂的沉默之后，恩儿才又继续说："我没办法跟我妈好好沟通，不管我说什么，她都会立刻问我是不是疯了，然后把我痛骂一顿。虽然是一年前就开始暴饮暴食，但我并不是经常这样，只有压力很大的时候才会这样，大概一个月一次吧。那天也是因为她——她要我去她朋友开的画室上班，我去了，但觉得很难受。虽然客人不多，但要对陌生人介绍画作真的很困难。好不容易撑过上午，到了下午我感觉头晕目眩，好像要吐了。于是我就跟妈妈的朋友说没办法继续做下去，然后就回家了。结果一到家，妈妈就瞪着我叹气，好像我是个讨人厌的虫子一样……我实在太难过了，所以才会暴饮暴食。"

"天哪，看看她，你难道觉得自己做得对吗？那天我有多难过你知道吗？我说尽好话，朋友才答应让你去上班，真的是要丢脸死了。"

"你只会先想到自己丢脸吗？完全不问我哪里不舒服、病得有多严重！你知道那时候我有多难过吗？"

恩儿和母亲看着彼此都不说话。短暂对峙后，母亲先摸着额头把头转开了。恩儿看着我继续说："我知道应该听她的话去上班，但一上班我就觉得很痛苦。我也认为上班其实没什么，但一工作起来就会感到非常痛苦。"

"除了画室，在其他地方也会这样吗？"

"对，以前我在广告公司当过一个月的实习生。"

"在那里做了哪些事呢？"

"我待的地方是项目组，曾经连续好几天晚上12点多才下班，其实我还撑得住。可越接近项目结束，我就越容易犯错。组长对我发飙，问我是不是来玩的，说'用这种方式做事会完蛋'。他平常是个很温柔的人，但那天却……"

"期限快到时，人本来就会比较敏感。而且要把该说的话都说出来，才能够毫无顾忌地继续做事。他的意思是说你适应得很好，一直以来都表现得很不错。那位组长是为了你好才说这些话，你连这点事情都无法承受，还怎么在社会上立足？到底是随谁啊？"

"我已经很努力了"

恩儿话还没说完，母亲就打断了她。当我还在思考要不要制止她时，恩儿便大声地说："我知道，我都知道，但真的很可怕！每次看到组长的脸我就会想起那天的事，甚至会紧张到全身发抖，我能怎么办？！"

项目结束第二天，恩儿就递上辞职报告，然后立刻回家了。

"那时我就在想，以后我该做什么才好，干脆什么都不要做好了。"

听到这里，我多少也能理解为什么她母亲会这么难受。

"发生那件事之后，你就没有尝试做别的工作了吗？"

"我还是想做自己喜欢的事，所以就开始画网络漫画，在网络上连载也出版了纸书，那时我以为这就是最适合我的工作。"

"真的吗？能出书的话表示画得很好哇？"

"但问题是，就在连载完结后，要开始下一部时，我却再也画不出来了，完全想不出来该画什么才好，画了也不满意，朋友的反馈也不太好。我匿名传到社交媒体上，大家都留言说'画得不怎么样''好难看'，我就开始没有信心了。虽然练习了很久，但实力却没有提升。"

"所以你练习的时候也是在努力的，你并没有什么都不做，对吗？"

"话是这样说……"

恩儿的声音越来越小，然后又开始看母亲的脸色。她母亲或许把这当成一个说话的机会，便再次开口："哎哟，别提了，又不是什么了不起的东西，只是几张类似游戏角色涂鸦的东西而已。她去日本旅游过一个星期，回来之后又一直把自己关在房间里，什么都不做。"

"但我那时还拍照了，而且也把那些照片画成画了啊。"

"那也只是暂时的啊，只维持了几天而已吧？"

"我很努力了，但你不是说我在白费功夫吗？"

"老实说，要画画你就应该坚持到最后，只是随便涂鸦，那跟制造垃圾有什么两样？"

"就是因为你每次都用这种方式说话，所以我才什么都做不成，一旦跟你说了，原本可以的事情就会变成不行！"

"我觉得这个世界上，没有能让我安全躲起来的地方"

恩儿说完立刻把视线移开，回到最开始低头的姿势。

我先请她母亲到诊室外面的休息室等候，因为再这样下去，别说是探究问题的核心了，我恐怕得在旁边看这对母女吵个不停。

"医生，拜托你帮我劝劝她吧，不要整天闷在家里让人心烦，要更积极一点。"

她母亲一边起身，一边还叮咛我。

"阿姨，如果有必要的话我会这么做，但现在我想先了解一下恩儿的想法。"

"哎哟，反正就拜托你想想办法吧。"

母亲似乎对我说的话不满意，手还在空中比画着什么。她愁眉苦脸的，或许是因为我说想跟恩儿单独谈谈，让她有种被赶出去的感觉。但比起照顾她的心情，更重要的是打造一个能让恩儿放心说话的环境。而恩儿母亲要求的训诫、教育，不是谈话的主要目标。她离开之后，我们又恢复了谈话。

"虽然刚才你说过，但我想再问你一次，你想来这里的原因是什么呢？"

"就像刚才说的那样，我不知道自己未来该做什么，也没有自信，我好像什么都做不到。"

虽然实习过程中经历的事让她害怕，但我跟恩儿母亲一样，也认为这并不是什么大不了的事。那件事情之后，恩儿开始画网络漫画，甚至还出版成册，也为了下一次的连载不断练习过。于是我问恩儿，现在这种茫然的感觉是从什么时候开始的。

"漫画连载时，有段时间我遭受了很严重的负面评价。有一次，在几位漫画家一起出席的签售会上，大家都只找某位漫画家签名，看到这个情况我有点难过，因为没有人想让我们签名，于是就开始跟一旁的漫画家开玩笑说'某某某长得帅真好'，没想到这一幕被人拍了下来。其实我跟那位漫画家感情很好，我也只是说句玩笑话而已，但却有人拿着那个视频指责我，甚至在我的漫画底下骂我'像老鼠一样猥琐'，这真是火上浇油。接着我的漫画就被刷差评，只要更新就会有人立刻发恶意留言……出门的时候总有一种别人会认出我，跑来骂我的感觉，当时我比现在更郁闷、更慌张。"

"应该很辛苦吧，是从那之后就什么都没办法做了吗？"

"那件事是很大的原因，但也不完全是因为那件事。"

恩儿说她换了名字跟画风，开启了新的漫画连载。但在连载新漫画时，又看到跟之前类似的差评，她非常恐慌，转而向母亲抱怨。

"我妈妈用一副很失望的态度说：'那又没什么，干吗这样大惊小怪。你就是整天只闷在房间里画漫画，才会有这种严重的妄想。'那一刻，我感觉心中的某个东西咔嚓一声碎了，本来觉得至少家是最安全的地方，但那份信任感瞬间消失了。我的房间刚好在客厅对面，即使进屋把门关上，也有种妈妈在盯着我的感觉，这让我很压抑、很不安，我觉得这个世界上没有能让我安全躲起来的地方了。"

不知不觉间，恩儿红了眼眶。我在思考难以喘息的心情是什么样的感觉，并静静地递了张纸巾给她。她的眼泪落了下来。

人的心需要一个安全基地

我脑海中浮现出"心理安全基地"这个词。我们与外界接触的时候，总是会感到紧张，总是会有意无意地在乎别人的反应，疲于应对外界的压力。度过这样疲惫的一天之后，我们需要可以放松休息的空间，让我们一扫当日的疲惫，鼓起勇气面对崭新的一天。人的心也需要这样的空间，这在精神分析中叫作"心理安全基地"。恩儿处在不仅没有物理安全空间，就连精神上也没有安全基地的状态。听完恩儿这番遭遇，我突然希望诊室能够成为恩儿的保护所。结束对话之后，我把恩儿母亲重新请回诊室。

"你们说了什么吗？她很怕生，所以不太会跟第一次见面的人说话，不知道你们到底聊了多少。"

我可以感受到，母亲的强势让恩儿很压抑。我说我们的谈话很顺利，希望未来也可以继续会谈。并且，我故意看着恩儿，而不是恩儿的母亲，跟她说下一次见。

"下次妈妈可以不用来，如果有一定要告诉我的话或是需要我做些什么，现在请尽管说。"

心灵需要可以放松的地方

你今天过得好吗？跟心爱的人一起度过温馨的时光，让你感到幸福吗？还是明明不是你的错，却被领导或老师臭骂一顿，感觉委屈又生气呢？我们每天都会经历各种事情，经历好事会开心、喜悦、放心，经历坏事就会生气、沮丧、难堪。每一天遭遇不同的事情时，犹如不断面对情绪的海浪。就像玩水时虽然很开心，但我们的身体会疲惫，承受情绪的波浪时，我们的身体也同样会感到疲惫。所以，要想以良好的状态迎接明天，就需要在不受任何人妨碍、属于自己的安全又舒适的空间里充分休息。

能够让人放松疲惫的身体与心灵、获得再次面对世界的力量的那个地方，就叫作**心理安全基地**。

心理安全基地并不是家、宿舍等具体的场所。英国的精神分析师约翰·鲍比（John Bowlby）将**依恋**关系理论化，他认为，幼年时期母亲与孩子稳定的互动关系，对孩子在心理情绪的发展上相当重要。他说，在这样的关系中，母亲就是孩子的心理安全基地。心理安全基地足够坚固的孩子，可以自己一个人在母亲附近玩得很开心，但情况相反的孩子则完全无法离开母亲一步，或者完全不在乎母亲在不在身边。这种**人生初期的依恋关系**，会在人们长大成人后对其外在的人际关系产生影响。

当然，心理安全基地不一定是母亲。我们也可以从心爱的恋人、至亲好友等能让自己吐露心声的人身上找到心理安全基地。我们会在心理安全基地补充情绪上的能量，这对维持情绪稳定很重要。在现代社会中，人与人之间的交流与共鸣越来越重要，依恋与心理安全基地这两个人际关系的基础自然也就越来越受到重视。

在心理出现问题的来访者中，有很多人像恩儿一样，找不到心理安全基地。即使在诊室里跟医生的关系只是暂时的，但缺乏心理安全基地的人，还是会希望这里能暂时成为他们的依靠。而医生也并不只是随声附和来访者，有时候还要引导来访者，帮助他们面对他们刻意忽视的内心。如果来访者相信医生、相信诊室能够成为放松的空间，那么即使谈话的过程并不顺利，来访者依然有可能鼓起勇气告诉自己不要放弃。

我总是很好奇，来访者们都是怎么看待我跟这个空间的，同时也会在心里默默地问："今天的谈话让你觉得舒适吗？是否放心地、尽情地说出你想说的事了？你获得面对明天的力量了吗？"

〔谈话室〕

忘不了冰冷的目光

通常跟来访者的第二次见面，会比第一次见面更紧张。第一次会谈是了解来访者当下的状况，而第二次则是探寻来访者可以改变的极限在哪里、投入程度等信息。稍有差池，就可能错过许多信号。这时候来访者也会了解与医生相关的信息，比如医生是否相信自己说的话，或者医生是否始终如一地用真挚的态度来面对自己。

护理师告诉我恩儿抵达时，我看了眼时钟，发现比约好的时间早了5分钟。看着恩儿走进诊室，我提议坐在沙发上聊。

我坐在恩儿旁边，看着她。

"准备好了就开始说吧。"

"嗯，该说什么呢？"

"说什么都行，第一次谈话结束后感觉怎么样？今天要来的时候都想了些什么？"

做精神分析时，第二次跟第一次会谈的时间通常要安排得近一点，以便来访者更快地适应，也不会忘记上一次谈话时的想法或感受。

"嗯，要来这里我原本并不开心。老实说，第一次谈话时我心情很不好，但我妈妈离开之后，我却不知不觉说了很多事情，平常我的话真的很少。"

"你不太会跟身边的人说自己的事吗？"

"对，跟家人说也没有用，跟朋友说他们也只会安慰我'会好起来的'，我又不需要这种安慰。但医生你在安慰我时，会问我遇到什么问题，我就觉得你是真的在听我说话，而不是敷衍我。"

最早的记忆是什么？

幸好在第一次见面时我就取得了恩儿的信任。精神分析初期，最重要的就是来访者与医生结成"治疗联盟"。

所谓治疗联盟，指来访者与医生相互信任，努力维持治疗的关系。有人说，治疗联盟是精神分析与心理治疗的开始，同时也是结束。治疗联盟就是这么重要。

"原来如此，我很开心你相信我。上次我们已经聊过你为什么来这里了，今天我想听听你认为自己是个怎样的人。能不能从你最早的记忆开始？"

"最早的记忆吗？"

"对，不准确也没关系，模糊的记忆也可以。"

让来访者说出"最早的记忆"时，大多数的人都会露出听不懂我在说什么的表情。恩儿也是用不明所以的表情看着我，当发现我不打算再多做解释后，就开始静静回想。人们的记忆以此刻为起点，越往前就越模糊，所以要回想起最早的记忆，并不是件容易的事。但有些事情无论发生的时间早晚，回想起来总是会像昨天才发生一样清楚。

恩儿有点犹豫地开口说："我不知道这是不是真的，但我确实记得有这件事，不过我妈妈说她没做过这种事，所以也有可能不是真实发生的事。"

恩儿暂停了一下，看了看我的表情，像是在问我即使不是事实，是不是也能继续说下去。

"好，记忆中的事是不是真的并不重要，重要的是那是你印象中最早的记忆，说给我听听吧。"

听完我的话，恩儿便安心地继续说了下去。

"那是我一两岁的时候，哥哥已经会走路，而我也快能丢掉学步车了。我记得的还有乡下老家的地板跟对面那户人家蓝色的石造屋顶。哥哥总是跑来跑去，而我则是坐在地上看着对面的蓝色屋顶。哥哥好像很喜欢站在我的学步车里到处走。结果有一次他撞到一个熨斗，摔倒了。滚烫的熨斗碰到我的小腿，我觉得很痛，就哭了起来，哥哥可能是因为跌倒受伤，也跟着哭了起来。这时妈妈出现了，她把哥哥扶起来安慰他。哥哥不哭了之后，妈妈才发现熨斗被弄倒，木头地板上留下了焦黑的痕迹。她可能觉得是我贪玩把熨斗踢倒了，所以就打了我的屁股。我看着妈妈，感觉她的眼神非常凶狠，真的很可怕……"

说到这里，恩儿停了下来，诊室里的气氛十分凝重。我并没有接话，而是静静地看着恩儿。她的眼角噙着泪水，脸颊有些泛红，胸口也因为大口呼吸的关系大幅度地起伏着。虽然什么都没说，但恩儿努力平静下来的样子其实已经透露了很多信息。

到了会说话的年纪，才可能产生有意义的记忆

在精神分析谈话中，医生最好等来访者主动打破沉默。因为任意插嘴可能会妨碍来访者的自由联想，也因为在沉默中，通过眼神或呼吸等各种信号，可以进行意识上的交流。但我跟恩儿才第二次见面，在进入正式的分析之前，我应该在适当的时机打破沉默，让恩儿可以更轻松地把故事接着讲下去。

我抽了张纸巾，一边递给她一边接话。

"你想到的是这样的事情吗？刚才你沉默的时候，脑海中浮现了什么呢？"

"以前也有过几次这种想法，我只跟我妈妈说过，从来没和

别人提过。"

"听完你的话，妈妈的反应是什么？"

"她说她没做过，还说我们从未住在有蓝色屋顶的房子的对面，但奇怪的是我真的对这件事印象深刻，清楚地记得那个屋顶，以及屋顶三三两两的土堆上长满了杂草。当时妈妈的眼神实在太可怕，让我都不觉得痛了。总之，我妈说她从来没做过这种事，还说我怎么可能记得小时候的事情。但她也说我小腿上的伤疤是被熨斗烫伤留下的。医生，我真的很想知道，人有可能记得1岁左右经历的事情吗？"

关于"最早的记忆"形成的时间点，有很多种说法。有人主张人们可以记得出生前的事情，也有人主张大概到了上幼儿园时才会有真正的记忆。不过大部分人认为，通常在会说话之后，才有可能形成恩儿刚才描述的那样，像一个故事一样生动的记忆。

记得某件事情跟回想起那个记忆，都必须通过语言才能做到，所以要到了会说话的年纪，才有可能产生有意义的记忆。

现在这个状况，我该用什么方式、介入到什么程度比较合适呢？传统的精神分析中，医生的角色是"空白的画面"。也就是说，医生必须扮演映照来访者真实面貌的角色，不需要随意介入。从这个观点来看，比起直接回答恩儿的问题，我似乎更应该帮助她了解自己为什么想知道这个问题的答案。但我有不同的想法。现在才刚开始分析，来访者有许多疑问是很正常的事，我应该告诉她，这种状况很自然。这或许才是适当的做法。分析初期，来访者若产生不自然的恐慌，那绝对不是什么好事。我决定先做些适当的解释，再问恩儿这段回忆究竟具有什么意义。

"我们很难判断你现在说的这段记忆是真是假，你母亲也说这是错的，而事实上在那个年纪，确实不太可能有这么清楚的记忆。不过那对你来说，是真真实实存在于脑海中的记忆，对吧？那么虽然可能会有细节上的差异，但依然可以看成具有重大意义的回忆。所以我很想知道你在说这件事情时，感受到了什么情绪，有什么想法呢？"

这时恩儿已经不哭了，但双眼仍然红肿着。或许是好不容易鼓起勇气说出来的事情并没有被忽视，让她更有勇气了。接着，她用比之前更清晰的声音说："老实说，我不知道。从某个角度来看，这是件很悲伤的事情。我受伤了，但妈妈却瞪我，还骂我，我可能是因为难过才哭的吧。但另一方面又……该怎么说呢……我觉得很害怕。"

"反而是感觉到害怕，而不是难过吗……为什么会这样呢？"

"我刚刚说过，我曾经跟妈妈提过这件事，她却突然生起气来，大声说她从来没有做过这种事，还问我，在我眼里她是这种坏妈妈吗？当时她看着我的眼神，就跟我记忆中的眼神一模一样，好像在说我是个坏女儿，好像她对我很失望，很痛恨我。"

"原来如此……"

我一边专心听恩儿说话，一边在病历上写下了几个重要的词。透过眼镜看恩儿的表情，我的视线正好与她交会。恩儿看起来很不安。接着，她突然停了下来，低下头，开始用颤抖的声音说话。

放心把话说出来最重要

"我不是想说妈妈不好，毕竟这段记忆可能不是真的，我有种好像我在说谎、在诬蔑妈妈是坏人的感觉……"

恩儿的态度突然180度大转弯，从冷静沉着变成一副害怕不已的怯懦模样。我知道，恩儿的内心应该是发生了什么事。我思索着是什么刺激到她，突然想到她没有一个能放松休息的心理安全基地。我在想，她会突然这样，或许是因为我一直看着她，于是我刻意面带微笑，身体也靠向她那边，尽可能以最温柔的声音说："这也是有可能的。感觉像把妈妈说成坏人，确实会让人有罪恶感。但没关系，在这里最重要的，是看看你心里究竟想说什么话。这里是安全的，希望你可以不要担心以后的事情，放心地把话说出来。你今天说得很好，讲得很详细，让我更深入地理解了你的想法。"

恩儿慢慢抬起头来看我，虽然依然哭丧着一张脸、泛着泪光，表情却不同了。她的表情不再是悲伤或害怕，而是喜悦。太好了！但就在这一刻，通知会谈结束的铃声响起，不知不觉间

45分钟就过去了。铃声将恩儿拉回了现实。

"看来时间已经到了。"

"对，时间到了，那今天我们就先到此为止，下次再见。"

恩儿慢慢起身，打开诊室的门，站在门口转身向我道别，而我则目送她离开，始终面带微笑，直到门关上。

你记忆中最早的事是什么？

"试着回到你印象中最早有记忆的那个时期。你和母亲（或
父亲）关系怎么样？你会用什么样的方式来形容你们的关系？"

——成人依恋访谈（AAI）

在进行精神科会谈、精神分析、深度心理咨询时，一定要问
的问题之一，就是**人生的第一个记忆**。因为在了解某些来访者的
时候，这会是非常重要的线索。能用语言描述出来的回忆，必须
在语言能力发展出来之后才能成形，所以成人可以想起来的"人
生的第一个记忆"，通常都是5岁左右的事。

确实很少有人像恩儿一样，可以清楚想起1岁左右时的事，
而且那样的回忆很可能和事实有出入。精神分析学派创始人弗洛
伊德认为，梦境或潜意识的审查会使我们的记忆发生扭曲。

而主张精神问题全都来自人际关系的哈里·斯塔克·沙利文（Harry Stack Sullivan）则认为，在语言开始发展之前的幼儿期所留下的记忆，是**最原始的经验**。这个时期的孩子虽然无法记得精确的事件内容，但会记得与主要养育者的关系、情绪和感受等。这些经验对某些人来说会是温暖、温柔且安全的，但对某些人来说却是冰冷、孤单且不安的。这种原始经验慢慢累积起来，就会为人生的第一个记忆涂上情感的色彩。因此，即使我们所记得的不是正确的事实，原始经验给人生第一个记忆带来的影响，也会间接地展现在我们的个性当中。回顾过去，越是清晰的记忆，越可以成为照亮我们内心的光芒。

　　你能回想起来最久远的记忆是什么？那个记忆唤醒了你心中的什么感受？那段记忆跟感受对现在你的个性产生了怎样的影响？大家可以试着对自己提问，并努力找出问题的答案，从而更深入地了解自己。

到头来，医生也和别人一样

去吃午餐的路上，我偶然看见恩儿坐在咖啡厅的窗边。穿着黑色衬衫的她，一张未施脂粉的脸，阴沉地、呆呆地望向天空。会谈两点才开始，看来她今天到得比较早。我发现我们的视线交会了，所以向她点头示意，但恩儿却一副没认出我的样子，一点反应也没有。她真的没看到我吗？要是看到了，为什么没有反应呢？她为什么会这么早来？我一边思考着这些问题，一边忙碌地检查病历。

第一次跟恩儿见面，已经是1个多月前的事了，这段时间我们进行了10次左右的谈话。在谈话初期，恩儿经常会看我的脸色，说话总是小心翼翼的。

看见她这个样子，我便建议她躺在沙发上聊天，以此帮助她更放心地说出自己的想法，不必在意医生的反应。我们就这样以一个星期两次的频率，以躺在沙发上的状态进行了一个月的精神分析会谈。在此过程中，恩儿给我的感觉就像是随时竖起耳朵观察四周，只要有一点风吹草动就会立刻跑走的兔子。谈话时，只要我的语气略带责难，她就会认为我迄今为止说的话都不是真心的，或者干脆闭上嘴，不再说一句话，这让我说话时变得十分谨慎。我费了很大的力气，想让我们的谈话成为她的心理安全基地。我想应该多少起了点作用，因为恩儿开始会笑了，偶尔也会化点淡妆。所以，当我看到恩儿阴沉的表情时会有点在意。正当我在想恩儿"是不是有什么新烦恼"时，恩儿就到了，比约好的时间晚了10分钟左右。

突然有一种内心被掏空的感觉

恩儿坐在沙发上，看了看我，然后便熟练地躺下。

"准备好了就开始吧。"

"嗯……我今天没有特别准备要说什么。"

之前恩儿都可以很快就开启话题，今天却不太说话，所以等了一会儿之后，我便主动开口说："不必特别准备什么话题，只要说说你现在心里的想法就好了。"

"嗯，其实上一次谈话结束之后，我又开始暴饮暴食了。"

上次谈话时，恩儿提起了她当实习生、当网络漫画作家时遇到的问题。最后，恩儿说她好像终于了解自己为什么难以适应社

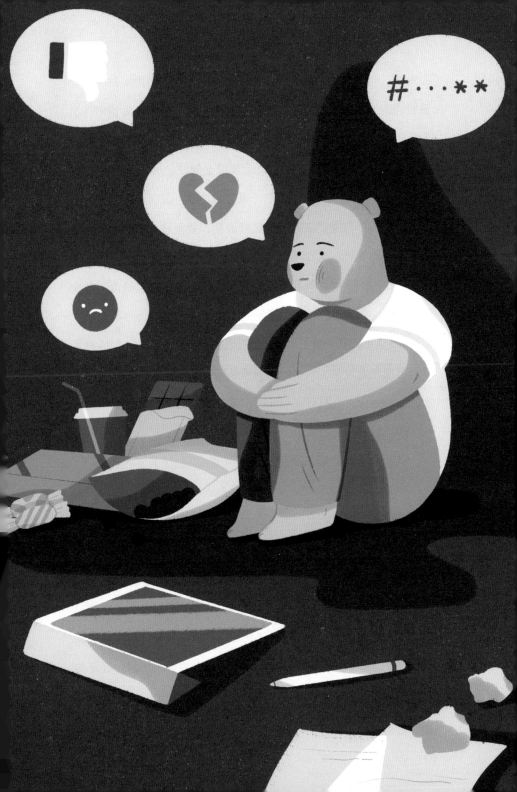

会生活，同时也表示她发现了自己每次只要收到负面反馈，就会想要逃跑的行为模式。尤其是当别人指责她、好像她做错了什么事情的时候，最为严重。在那一刻，她会想起过去虐待自己的母亲，进而害怕、畏缩，除了躲起来别无他法。然后恩儿说，希望可以继续画漫画，希望母亲可以为她加油，说着说着就哭了出来。她的表情在哭完之后变得比较柔和，我便建议她既然找到想做的事情，那可以试着重新开始画画。因为我自认为当天的结尾算是很正面的，所以听到她说谈话结束后又开始暴饮暴食，多少有点惊讶，便问她这段时间是不是发生了什么事。

"我也不知道为什么，但上次谈话结束之后就觉得心情很不好。可能是因为讲了太多妈妈的事情吧，而且说的都是不好的部分。会谈结束后，我有很长一段时间一直会去想妈妈的事，然后一一回忆起小时候的事……"

恩儿调整好呼吸，犹豫了一下才继续说："升初三的冬天，我在准备艺术高中的考试，必须花很多时间练习画画，在家里也要练习。只要妈妈拿出一个东西，我就得在规定的时间内把它画出来。如果她不满意我画的作品，就会把我痛骂一顿。有时候会用藤条打我的手，严重的时候还把我赶出过家门。我到现在都还记得，那天真的很冷，甚至还下着雪。我已经感冒了，身体状况很不好，因为生病，所以没办法在规定的时间内完成画作，结果妈妈却骂我精神不够集中，让我到外面阳台去画一小时。我真的很不想出去，所以死赖着不走，但最后她还是把我赶到落满积雪的阳台上，还把门给锁了起来。这时候我哥哥回家了，本来在瞪着我的妈妈一听到哥哥的声音，就开心地笑着迎接他，我突然有一种内心被掏空的感觉。"

母亲经常以"施以处罚的权威形象"出现在恩儿的故事中。恩儿在成长过程中，不断被拿来跟不必特别督促就很会读书的哥哥比较，被母亲称赞的经历10根手指就能数完，大部分的回忆都是受挫或受伤，她就是在这种精神虐待的环境下长大的。

虽然大致可以推测出母女两人的关系，但听到恩儿会被体罚，我不禁皱起眉头。

创伤带来的情绪影响了目前的生活

恩儿说她有一种内心被掏空的感觉，可见小时候被妈妈赶出去的经历在她心里留下了创伤。这时最重要的事情，就是观察是什么刺激令她在这时想起这个创伤，面对这个刺激她又会做出什么反应。因为留下创伤的事件虽然已经过去，但创伤带来的情绪却对目前的生活产生了莫大的影响。暴饮暴食很有可能就是她应对这种内心空虚的补偿行为。为了明确创伤性事件与暴饮暴食之间是否有微弱的关联，我问恩儿有没有发生能联想到那件事情的其他事，恩儿沉默了好一段时间才开口："其实……上次谈话结束之后，我觉得很怪。可能是冷？就是有一种很冷的感觉。医生，你记得那天排在我后面的人吗？是个年轻男生，个子跟一般男生差不多，体格有点瘦弱，脸很白，看起来像学生，我看到他坐在休息室里等待。"

"我知道你说的是谁。"

虽然可以感觉得到，恩儿想要换话题，但我还是轻轻点点头，等她继续说下去。

"我在回家路上一直在想，那个男生，他跟我哥哥很像。"

"你可以说得更详细一点吗？"

"上次我不是说了妈妈的事，还哭得很惨吗？我以为医生会安慰我，但医生却问我继续画画好不好，那一刻我就有种无论未来我要做什么，都一定要好好制订计划的想法。虽然我还没有做好心理准备，但感觉好像得说点什么，正当我在想要说什么的时候，铃就响了，医生也跟我说下次见。我有种被赶出去的感觉，看到那个男生才发现，原来是因为他所以才请我离开，然后我就回忆起初中时发生的那件事。我知道这听起来很可笑，但当时就觉得妈妈不要我了，我很害怕，所以担心医生也抛弃我。我越来越害怕，一害怕就变得慌张……"

"唉。"

因为觉得可惜，我叹了口气。看来恩儿暴饮暴食，并不只是因为过去的回忆，恩儿在身为医生的我身上，也看见了"可对她施以处罚的权威形象"。恩儿的弱点是不用力逼迫自己，就不会采取任何行动，她把这样的弱点投射在我身上，而我也毫无察觉地接受了她的投射，与她心中那个"残酷的妈妈"重叠在一起。恩儿和我之间发生的"投射性认同"现象虽然令我慌张，但同时我也觉得这或许是接近问题核心的线索，所以便把刚刚的想法写在了病历上。这时恩儿低声问我："我突然有点好奇，今天是我第几次来了？"

"嗯，准确的次数要数过才知道，不过我想应该超过10次了吧？"

"是12次，从最早跟妈妈一起那次开始算的话。"

恩儿像是等待许久一般，很快接着我的话说下去，而我则开始翻看病历——恩儿说得没错。

"真的，今天是第十二次。"

"距离我第一次来这里，已经过了一个半月了。我突然在想，我真的有慢慢变好吗？我为什么要来这里？老实说，我的状况弄不好比一开始更差了。一开始，因为不再暴饮暴食和呕吐，所以我很开心，但昨天我又暴饮暴食了。而且来到这里说了那些事之后，我感觉更痛苦了，有一种蹚了一摊浑水的感觉。那天医生不给我放松的时间，就把我赶出去，你知道我有多痛苦吗？我是因为相信医生才说出来的，现在反而越来越严重……"

恩儿越说越大声、越来越激动，最后终于忍不住，情绪崩溃地哭了出来，哭得不能自已，甚至无法用手把眼泪抹掉。我静静地听她说，并把纸巾盒放到她旁边的桌子上。恩儿默默地抽了张纸巾把眼泪擦干，整个诊室里只剩下她啜泣的声音。

愿意说出来，就能找到自己的心理安全基地

"我真的很相信医生，觉得你很了解我。但这算什么？你都不知道我来第几次了。你知道来这里对我来说有多重要吗……对医生来说，我跟其他来访者都是一样的吧？"

虽然随着会谈的次数增加，我也渐渐知道恩儿的情绪起伏很大，但她从来不曾像现在这样具有攻击性，这让我很慌张。这是她第一次责怪我，而碰巧就在这一刻，谈话结束的通知铃声响起，我瞬时全身僵硬起来。如果今天我什么都不做，就这样结束，恩儿的情绪就会延续到下次，或许她就再也不会来了，于是我连忙开口："时间到了，恩儿，你的心情怎么样？"

"我不知道，我觉得我说出这些事情，反而把自己弄得很狼狈，但是医生……我并不想就这样结束，我是认真的，我并没有觉得医生你很坏。"

恩儿双手拿着纸巾，遮住自己的眼睛，跟她怨恨、责骂母亲之后表现出后悔的行为模式如出一辙。如果我现在什么都不说，可能让恩儿认为这个行为模式没有问题，未来我也会成为"想靠责备来控制她的权威人士"。

"原来你是这样想的啊，我反而很高兴你把这些话告诉我，

老实说我是有点被吓到，听到你说谈话之后反而更痛苦，我也觉得很难过。但今天听你说话，我还是注意到你有改变。"

"哪里改变了？"

"至少你开始直接把痛苦的感受说出来啦！之前我也说过，这里是我们两个人的心理安全基地，你想说什么都可以。我不是来称赞或惩罚你的人，而是跟你一起了解自己的人——一起找出是哪些心态和想法让你痛苦，并找出改变的方法。从这点来看，今天的对话真的很有意义。"

躺在沙发上的恩儿听完我的话松了口气，慢慢坐起身来。虽然没有刚才那么紧张了，但她还是没有抬起头来看我。

"时间到了，我该离开了吧？谢谢你，医生，下周见。"

"每个人都像我的'坏妈妈'"

　　在进行精神分析的过程中，医生必须保持中立，这样来访者才能说出自己真正想说的事，或是想起那些他们应该要说的事。不过，医生偶尔也会没办法给出中立的反应，可能会因为对状况感到郁闷而催促来访者，也可能因为感到可惜而着急地安慰来访者，但就是在这样的时刻，医生与来访者之间反而会产生有意义的特殊交流。

　　这种交流当中，有一种情况被称为**投射性认同**。投射性认同是客体关系理论的创始人、精神分析学家梅兰妮·克莱茵（Melanie Klein）提出的。

　　人在成长的过程中，会接收其他人的模样，尤其是身为主要养育者的母亲。接收之后，我们会将这个模样**内化**。在这个过程中，温柔拥抱我们的母亲和怒斥我们的可怕母亲，会逐渐被整合成同一个对象。被"够好的妈妈"照顾长大的孩子，在这样的整合过程中不会遭遇困难。但若是被不太能理解孩子的需求，或是虐待孩子的母亲带大，那孩子就会在整合的过程中遭受失败，其心中的"坏妈妈"和"好妈妈"就会变成两个独立的个体。因为心里那个"坏妈妈"的形象让我们感到痛苦，所以我们总会将这个形象投射在别人身上，进而认为那个被投射的人对待我们的方式看起来就像是自己身边的那个"坏妈妈"。这种现象就叫作投射性认同。

在未来的谈话中，应该可以找到更明确的证据，但我想无论是哪一种形式的干预，在恩儿眼里都会是有攻击性的、批判性的。受到批判心当然会痛，所以把批判自己的人当成坏人，自己一点问题也没有，这样想反而比较轻松。恩儿会习惯性地把让自己感到痛苦的关系放入"加害者—被害者"的结构当中，而这里的加害者就是批评她懒惰、虐待她的"坏妈妈"。

在诊室里，身为医生的我就是恩儿投射性认同的对象。

从这点来看，投射性认同并不完全是来访者想要阻碍治疗，或是医生没有保持中立而造成的不良结果。投射性认同是会在来访者的人际关系当中一再上演的行为模式的核心，所以这或许会在更了解来访者、改变来访者的行为模式上带来帮助。在那之前，必须让来访者与医生建立起可信赖的关系，或是让来访者将诊室当成心理安全基地，这样来访者才能不受投射性认同的影响，继续坚持下去。

〔谈话室〕

人为什么不会轻易改变？

上次的会谈中，恩儿第一次责怪身为医生的我，并表达了对我的愤怒。起初我很吃惊，因为恩儿的态度好像意味着迄今为止的治疗都烂到极点一样，但她离开之后我仔细回想，反而觉得这或许是个好现象。由于母亲的关系，恩儿害怕在比自己更具权威的人面前说出真心话，即使偶尔表现出反抗，也很快就会收回。所以她对我的怨恨，虽然并不是什么成熟的表现，却可以看成有意义的改变，可能会帮助她克服对权威者的恐惧。

这可以看成好的征兆，也可能表示在会谈的过程中，我跟恩儿的关系开始往特定的方向发展。我有点担心，也怀疑虽然在权威者面前，她看起来就像弱势的草食性动物，但她潜意识中却将捕食者与被捕食者的结构套用到所有的关系上。以跟母亲的关系为基础发展出的"投射性认同"，是不是也对其他关系造成了影响？实习生时期面对组长感受到的不安、觉得我背叛了她，会不会也都是这种行为模式的作用？

人的思考与行为，大致上都会遵循并重复特定的模式。从理解世界的方式，到和世界缔结关系的方式，都会遵循自己熟悉的固定模式运作。因为如果不这么做，那每当接收来自外界的刺激时，我们就必须重新理解、处理这些信息。但有固定的行为模式之后，只要不是太过超纲的事，大脑就可以自动处理这些外来的刺激。因此，我们确实可以把人的日常行为模式看成固定且重复的。就像碎形结构①一样，固定的行为模式一天内会重复数十次。恩儿让我再一次明白，这样的行为模式在诊室里也会启动。

"这几天我感觉有点抑郁，上星期，跟我关系很好的网络漫画编辑给我打电话，我们见了面。虽然她比我大10多岁，但我们情同姐妹。我们一起去吃饭，因为吃了很多，所以我想也没想就说'吃太多了，快要撑死了'，结果她听完之后就大声问我'你最近又开始大吃大喝到呕吐吗'，那一刻我心情变得很差。本以为她是值得信任的人，才把我的烦恼告诉她，她却若无其事地说出这种话。看来，我们的关系再怎么好，也有一些话不能说出来……"

---

① 表示图形可拆解成好几个部分，这个自我复制的几何原理如同行为模式会一直重复。——编者注

"无视我的想法"

"是这样啊，那后来呢？"

"我生气了，但想到医生就忍了下来。我对她说我最近没有暴饮暴食了，然后提议我们还是聊别的吧。但我还是会一直想起她说的话，然后就越来越想吃东西，可是又觉得这样不行，大脑一片混乱，实在想不起来之后到底说了什么。"

"原来如此，那你还记得其他的事情吗？"

"嗯……"

恩儿露出了犹豫的表情。

"我们聊了一些网络漫画的事，聊她最近策划的一个接力网络漫画，就是找不同的画家每周轮流上传一篇作品。她问我要不要也试试看。这是一个好机会，只需要延续前面的故事，就算我画了很奇怪的故事，也只要交给下一个人去处理就好了，所以压力比较小，对我复出也有帮助。"

"听起来还挺有趣的啊！"

"我也觉得很有趣！之前也说过，我结束连载很久了，大家或许都忘记我了，虽然只在接力漫画里画一篇，可能不会有太大的效果，但重点就是不要从大家的视线里消失。"

恩儿不断列举这个提议的优点，在我看来，这是一个她完全没有理由拒绝的提议。

"那你决定要参加吗？"

"我遇到一点问题。虽然是接力漫画，但我还是得自己画一篇，大家还是可以留言给我，想到这里我就突然怕了起来。如果我前后都是人气作家怎么办？如果我没把故事接好怎么办？不管怎么做好像都会收到很多差评，所以我就跟编辑姐姐说我很担心……"

"原来你担心的是差评啊，然后呢？"

"姐姐说没关系，让我别害怕，接力漫画原本就很少有人给差评，也不可能只针对我，她鼓励我先试试看。"

"听完她的话，你有什么想法？"

"我也不清楚，我总是会想起以前的事情。想到大家留的差评，想到签售会时大家看我的眼神……觉得很可怕，所以就不想做。她在我很痛苦的时候帮过我，所以我想她应该很了解我的担忧，但听她这么说之后，我就觉得……现在想起来还是觉得很生气。"

恩儿不知不觉间握紧了拳头。

"为什么？"

"姐姐叫我不要再啰啰唆唆的了，然后无视我的想法擅自安排了时间。我都还没有决定要不要加入，而且我偏偏是接在跟我一起参加过签售会的人气作家后面。姐姐说如果正式跟那位作家道歉，把这件事情做个了结，对我复出也有帮助。当然，这样安排的话，看的人会比较多，但这也让我更害怕，她根本没有站在我的立场为我着想……她怎么可以这样？我真的很难过，就说不想再谈网络漫画的事情，然后离开了。"

"机会再好也没有用，我就是没办法去做"

这就是恩儿的行为模式。当别人想要帮助她时，她就会否定对方的意见；当对方督促她、要控制她、给她施加压力的时候，她就会变得情绪化，对重要的事避而不谈。这样下去，恩儿和那位编辑的关系就会停在现在这个状态，未来二人也很可能产生更大的冲突。我认为我必须明白地告诉她她的行为模式，而我也已经做好被她攻击的心理准备了。

"我明白你的意思了，那你觉得连载这个提议本身怎么样？"

"当然不好啊，完全没有考虑到我的情况嘛！"

"你的情况是怎样的呢？"

"我光是想到那位作家就无法呼吸、心跳加速，觉得很可怕，而且会一直生气，很烦。"

"原来如此，对于你说的那位作家，现在可以试着理解你提到他时产生的反应，然后再告诉我是什么感觉吗？"

"理解我对他的反应是什么意思？"

恩儿的身体缩了起来，声音也变得比较尖锐。

"我想知道你想到那位作家的时候，会产生什么样的想法，情绪会有怎样的变化。"

"嗯，一想到那位作家，我会先想起以前签售会的时候，大家都聚集在他那边要签名，我又难过又生气。而且这次如果又跟他牵扯在一起，那件事肯定会被拿出来讲。那些人会跑到我的作品底下，留一大堆差评给我。一想到这里，我就想躲到角落里。我有种成为众矢之的的感觉，那还不如不要做了。"

"所以你才不想做是吗？但就像你刚才说的，这是个很好的复出机会，对吧？"

那一瞬间，恩儿的身体突然僵住，然后开始对我说充满攻击性的话。

"医生也跟姐姐说一样的话，拜托，我明明就说我很害怕了，我也知道这是一个好机会，但是机会再好也没用，我就是没办法去做啊！大家都会骂我、留差评给我，肯定会这样，我又没有拿多少钱……医生你明明知道我很痛苦，为什么还能说这种话，你真的了解我吗？"

攻击的目标虽然转向我，但这是我刻意引导的结果。因为问题发生在我们的对话当中，所以我终于可以开始解释了。解释在传统精神分析医学中是最重要的治疗技巧，是通过谈话找出来访者的症状或有问题的行为模式，并引导来访者自己找出原因，或者由医生说明原因的过程。若来访者听完解释后产生"病识感"，其症状或有问题的行为就会消失。

拒绝深入思考

"恩儿，你先等一下，稍后我会继续听你说下去，但我想先问你一件事。"

"什么事？"

"你说的那些原因真的很重要吗？"

"当然很重要，非常重要！你在说什么？你能听懂我说的话吗？"

"今天你不是说那位编辑的提议是个很好的机会吗？但在这个过程中，你觉得她没有顾及你的想法就逼你去做，这让你很难过。我理解你的心情，但是我觉得你似乎完全陷入难过的情绪，因此没办法正视这个提议。所以我也像编辑一样，想要深入了解这件事情的好处和弊端。结果你又生气了，不是吗？你这样生气，会让我觉得你只要谈论到人生中的大事，都会难过或生气，并借此拒绝深入思考。"

我的话说完，诊室便陷入一片沉默。在我说话的时候，恩儿做好立刻要离开诊室的准备，但不知不觉间，她的动作完全停住，沉浸在自己的思考当中。我什么都没有说，静静等着她先开口，就这样，我们沉默了好几分钟，接着恩儿虚弱地说："那我到底该怎么办？"

我觉得恩儿心中的行为模式终于再也无法运作下去了，只能举白旗投降。

"你自己是怎么想的呢？"

"我也不知道，现在心里觉得……我不知道，真的不知道……但你的话似乎没错。老实说我完全不想去思考到底该不该做这件事，差评其实好像没那么可怕，不管到哪儿都会有留差评的人，他们也不会直接对我造成伤害，真正可怕的……"

我看着话说到一半的恩儿，轻轻点了点头。

"真正可怕的，是我没办法比以前更好。以前我运气很好，出了书，但这次好像没办法像之前那么好，事情好像会遇到很多困难。如果重新开始画画，那就要像之前那样画得很好，大家也说我一定要做好，编辑要我再出书，妈妈也在后面一直催促我……只要有一点点差错，大家肯定都会对我很失望，所以就……"

"……"

"干脆不要开始好了，我是这样想的。"

说完之后，恩儿静静看着前方。虽然她在责怪他人或环境的时候，很容易激动、流泪，但这次却很冷静，像在思索着什么。大家可能认为，当来访者开始面对总是让自己生活遭遇困难的行为模式和自己刻意忽视的弱点时，会出现非常戏剧性的反应，但其实大多数人反而是像恩儿这样冷静沉着。

比想象中更了解自己的问题

"恩儿，你以后想怎么做？"

"我还不知道。是该跟姐姐联系说我愿意画画看，还是干脆放弃这次机会等下一个挑战……医生，我该怎么做才好？"

我温柔地笑着摇了摇头。

"恩儿，这个问题的答案你得自己找出来，今天你表现得很好，你比想象中的更了解自己的问题！"

这时，会谈时间结束的通知铃声响起，恩儿用比平常更快的速度从座位上起身。她说虽然还有点混乱，但却被当头棒喝一般感到舒畅，最后还不忘谢谢我。

送走恩儿后，我便开始担心在下一次谈话前她可能面临的混乱。尤其是在解释之后却没有任何的反作用力，这让我怀疑"她是否有好好面对自己的行为模式"，不过一想到她离开前最后的表情不是害怕，而是愉悦，我就决定不再继续烦恼了。从现在开始，我要做的事情就是相信恩儿的意志力与恢复力，静静等候。

医生是来访者的盟友

虽然每个学派的意见各不相同，但通过解释来解决症状这件事，在精神分析中确实是非常重要的治疗过程。人们潜意识中发生了冲突，才会经历这些精神症状，重复那些令自己痛苦的行为模式。因此，只要知道了潜意识里的冲突究竟是什么，就可以摆脱心理问题。

恩儿只要遇到难以承受的事，就会认为对方在攻击自己，把自己当成受害者，所以才会重复这种怯懦、逃避的行为模式。如果她自己无法察觉这一再重复的行为模式，那就无法停止。但这种行为模式也是经历了长时间、通过大量经验累积起来的适应性技巧，所以并不容易察觉，也不容易改变。

因此，在解释潜意识中的冲突时，必须做好充足的准备。首先，现场必须发生能够帮助你解释这个冲突的事情，而问题的模式和冲突的局面必须显而易见。来访者已经通过**合理化**的过程重新将过去的经验建构成对自己有利、让自己感到舒服的样子。所以，比起依靠那些可以让他们找各种借口来搪塞的回忆，谈"当下、立刻"发生的问题更合适。如果能在来访者启动防御机制、逃离之前解释问题所在与潜意识中的冲突，那么来访者就会自己产生**病识感**，也就会对自己的问题有所察觉。

最重要的是，在解释之前必须要和来访者缔结**治疗联盟**。治疗联盟是医生和来访者约好，在健康的自我治疗过程中彼此合作。有时候，无论医生多么了解来访者的问题、多么苦口婆心地让来访者知道自己的问题，来访者还是很难接受。来访者会像遭到辱骂一样不愉快，或者会因为觉得人生错误百出而感到悲伤、自责。受到打击，情感被动摇之后，来访者可能会对医生产生敌对感。这时若医生能相信来访者心中那个健康的自我，而来访者也相信医生会帮助自己的话，来访者就能够战胜情感上的动摇，开始检视自己的行为。这就是治疗联盟的力量。

另一个跟治疗联盟类似的词叫作**"和睦关系"**。两者的共同点在于，都是通过维持医生与来访者之间的良好关系以提升疗效。日常生活中我们常用和睦关系，而治疗联盟则是属于较深的精神分析概念。日本作家奥田英朗曾在《精神科的故事：空中秋千》这本小说中将精神科的医生和来访者比喻成一起搭空中秋千的搭档。其中，医生发挥同理心，理解来访者因害怕而无法跨越空中秋千的心态，并鼓励来访者鼓起勇气的行为就相当于和睦关系，而指出来访者的不当行为，相信他们有能力跨越这个障碍，伸手帮忙的关系则相当于治疗联盟。

如同来访者的行为模式是通过生命经验累积而成的，有越多互信的经验，治疗联盟就会越坚固。在稳稳地打下治疗联盟的基础之后，医生只要开诚布公地谈论来访者潜意识中的冲突模式，就能让来访者在听了解释之后不再反射性地逃避，而是正视心中的问题。我相信我跟恩儿缔结的联盟，所以不担心恩儿会陷入混乱，并期待她会恢复。

〔谈话室〕

在生活中模拟与医生的谈话

　　恩儿又开始画网络漫画了，那是在开始接受精神分析6个月左右的事情。因为害怕会收到差评，所以她决定暂时不去看留言。不过，编辑会挑反映良好的评价给她看。通过漫画接力活动，恩儿发现等待她推出新作品的读者比想象中还多。最重要的是，母亲的支持成为恩儿最大的力量。会谈初期还半信半疑的恩儿妈妈，在跟恩儿一起进行过一次谈话之后，就答应会带着信任，静静等待恩儿的改变。最大的改变发生在恩儿决定重新开始画网络漫画并定期连载后，母亲决定不再继续只当个评论者，而是帮助恩儿。

　　恩儿也开始不那么害怕母亲的视线了。面对母亲的指责，她不再反射性地畏缩、独自往肚里吞，而是会在听完指责之后有所反思，或是坦率地表达自己的想法。当然，这一切的改变都不是一步到位的。恩儿心中仍有不安，所以她偶尔还是会暴饮暴食，不过现在恩儿会把压力跟暴饮暴食联系在一起，而不会像以前那样，因为不知道自己为何暴饮暴食而感到不安。

"为什么我要来这里？"

恩儿准时抵达，不需要任何指示，就轻车熟路地坐在沙发上。这6个月来，她已经熟悉了这个诊室、身为医生的我以及接受精神分析这件事。但那天，恩儿并没有马上躺在沙发上，而是有些犹豫。

"你准备好我们就可以开始了，是有什么让你不舒服的地方吗？"

这时恩儿才躺下，但她却跟平常不一样，过了好一阵子都没有说话。面对这个意外的情况，我先开启了话题。

"今天跟平常好像不太一样，要说的事让你很痛苦吗？"

"对……有点难以启齿。"

"原来如此，没关系，就像我每次说的那样，在这里你想到什么就可以说什么，放松说吧。"

"那，那我就试着说说看，就是……我在想我是不是应该继续来这里。但我不知道该怎么跟医生说这件事……感觉就算我不想来了，也应该要跟医生谈过之后再决定，要提出这个要求真的有点困难。"

听完她的话，我才发现，这不是一直以来重复发生的问题，而是恩儿心里有了新的烦恼。当然，以前恩儿也好几次骂我，说心理咨询一点用都没有，不想再来了。每当她这么说，我就会运用策略继续把她留住。但今天的感觉和之前不一样，看到恩儿这么认真，我觉得最重要的，是先听听她为什么会有这样的想法。

"这件事情确实很重要，难怪让你这么难开口。你从什么时候开始有这种想法的呢？"

或许是我的话让她比较放心，恩儿立即接着开了口。

"没有很久。最近这一两个月我都毫不犹豫地就预约下一次的会谈时间，不会不想来，也没有什么烦恼。但从上周开始，我突然在想我为什么要来这里。"

"是从上周开始的啊，有什么特别的契机吗？"

"这个嘛……我试着想了想会让我有这种想法的原因，我想或许是因为开始安排会议了吧。"

"会议？是什么会议呢？"

"就是我新连载的网络漫画的会议，主办接力漫画活动的公司负责人很喜欢我的漫画，他是一位40多岁的男性，因为我说要重新开始画漫画，他就表达了强烈的关心。我很开心他喜欢我的作品，但老实说也有点压力，平常还受得了，但有一次他发了很大的脾气。"

"是对你发脾气吗？"

"不是直接对我发脾气。接力漫画结束的时候，他们举办了一个派对，邀请画家和编辑一起出席，那时他跟我说了很多鼓励的话，也说很期待我重拾画笔。不过，公司的其他团队可能有一些失误吧，在跟我对话的过程中他接到一通电话，对着电话那头的人大发雷霆。看到他生气的样子，我突然又紧张了起来，莫名感到害怕。"

改变运作已久的行为模式，非常不容易

这就是恩儿至今不断重复经历的不安，而这又怎么会成为恩儿新的烦恼呢？

"他是对别人而不是对你生气，你旁观就好吧？而且这也不是常态。"

"对，其实只要这样就好，但问题是我必须定期跟那位负责人见面。开始连载之后，每个月要开一次会。因为不只是画漫画，还要用漫画角色制作商品，并打算制作网络剧。所以作者、导演和营销组长要一起开会，那位负责人也会参加。编辑姐姐说负责人非常喜欢我的作品，所以他会亲自参与，这是件好事，但我听完她的话，反而觉得事情没那么简单。"

"有什么事情可能会让负责人对你生气吗？"

恩儿仿佛一直在等我说这句话似的点了点头，稍微思考了一下便接着说："我也想过这点，'如果是医生的话，会对我提出什

么问题'，答案却出乎意料。"

"出乎意料？你的答案是什么呢？"

"我觉得跟负责人见面没问题，毕竟就像医生说的，他不可能像对待下属那样对我生气。开会这件事无所谓，但我突然很疑惑，我接受心理治疗已经6个多月了，居然还是这样……"

"你可以说得更具体一点吗？"

"总之就是我已经接受治疗很久了，也说了很多我究竟为什么不安、为什么痛苦，现在也知道我会把这种不安当成别人的错。虽然知道原因，但还是一直感到不安；已经接受治疗很久了，但我还是这么痛苦，似乎完全没有好转。这让我觉得很郁闷，还有……"

恩儿开始整理自己的思绪。

"在来这里之前我曾想过，我不需要再因为这些事情不安、痛苦、害怕，虽然花了一点时间，但我现在已经没事了。总之就是开始想，我有必要继续来医院吗？现在即使不来也知道怎么让自己舒服起来了。"

看着混乱的恩儿，我反而觉得很安心，她真的不一样了。心里被什么问题困扰的时候，她会自己找出原因，也会想象跟医生一起谈论这个话题的样子，通过模拟对话帮助自己找回内心的安定。恩儿已经进入新的阶段了。

即使通过精神分析了解了自己的问题，要改变已经运作已久的行为模式也不是件容易的事。我们的行为模式有一定的惯性，会照着原本的样子持续运作，即使那会让自己痛苦、难过。如果想摆脱这种习惯性的、难以改变的行为模式，那就要不断尝试做出改变，这个过程叫作"修通"。开始修通之后，恩儿接受治疗想要达到的目标就会更明确。

当"没关系"的声音响起

"是啊，接受了6个月的精神分析，但受到刺激又开始感到不安，确实会让人怀疑自己是不是真的变好了。不过恩儿，你觉得所谓的变好是什么意思呢？就是什么才叫比现在更好呢？"

恩儿想了好一会儿，然后才给出答复。

"医生，我的状况并不是完全没有改善。要是以前的我，肯定会躲起来或是哭个不停，但这次我坚持住了，继续画画，也没有逃避开会，我想我的心确实比来医院之前更坚强了。但就算我已经这么努力了，遇到刺激的时候还是会害怕……"

"是吗？你的状况确实比一开始好很多了，对不对？"

"对，没错，我并不是想说我的情况没有好转，而是每次退缩时，我都会觉得很难过、忧伤。我妈妈说我变了，但我不相信，我觉得自己完全没变，还是跟以前一样。"

"的确，虽然平时觉得自己的状况改善不少，但只要一抑郁，就开始往不好的方向想，这很正常。就像戴着墨镜，看到的世界也会一片暗淡，抑郁是为你的心戴上了有色眼镜，会让你以负面的角度来看自己跟这个世界，但至少你现在已经离开这个阶段了。"

"不过当我的情绪有起伏的时候，就又会感到害怕，我觉得这不是暂时的，所以担心好不容易摆脱的问题又出现了。"

"我明白，你记得这次是怎么把情绪稳定下来的吗？"

"我原本很害怕、很紧张，但突然想起医生的声音，想起我因为被妈妈骂感到自责时，医生对我说没关系的事情，然后就莫名地感到安心，觉得不害怕了。我问自己'医生会说什么'。如果是医生，应该会问我为什么会有这种想法，所以我就开始思考原因，然后发现这种想法其实很正常。"

"你从开始整理想法到稳定下来，花了多长时间？"

"大概半天。"

"半天！我觉得这很棒啊！"

"怎么会?!"

恩儿疑惑地反问。

"你感到抑郁的时候，会像我们在这里做的一样，自己思索为什么会产生这种想法。以这种方法摆脱抑郁情绪用的时间非常短，如果是以前，肯定会痛苦好几天，而且这次你也没有暴饮暴食吧？"

"是这样没错……我应该是好了一点。如果像这次这样，我可以自己摆脱抑郁情绪的话，那我还有必要继续来吗？"

从恩儿的声音里可以听得出，她十分犹豫。

"这是很重要的问题，你自己怎么想呢？想要继续接受心理治疗吗？还是想要到此为止呢？"

"我也不知道，今天来之前我一直觉得好像到这里就差不多了，我可以控制自己的情绪，这样应该就够了。但跟医生聊过之后，我心情变得更稳定了。自己一个人思考时我会想起这里，感到抑郁的时候，这个空间也像让我不要继续往下坠落的浮木一样，所以我觉得应该继续来。"

"今天也觉得内心很平静吗？"

"医生说我的状况比之前好的时候，我觉得很平静。我自己一个人的时候没有这种感觉，但医生说我有所好转，我就放心了。"

"你现在说的这番话真的很有意义，也是我们继续对话最重要的原因之一。你现在已经知道自己的行为模式了，如果这个模式长期运作下去，就会变成你的个性。个性是经历漫长的时间累积形成的，很难一下子就改变。而且你自己实在太熟悉这种行为模式了，所以很难察觉是什么让自己痛苦，又是什么地方和以前不同。但现在你自己能够看到这些改变了。"

"医生也这样觉得吗？"

我点了点头继续说："现在让你难以忍受、折磨着你的症状正在慢慢消失，所以如果你觉得这样就够了，那也可以中断治疗。如果你希望自己的个性有所改变，那就需要更长的时间。你想怎么样呢？"

请相信，一定能做得更好

听完我的话，恩儿陷入沉思。我们现在正站在岔路口，必须做出选择，是结束分析会谈，还是继续前进到下一个阶段。

等了好久，恩儿才终于开口："我希望可以下次再回答。"

我觉得，无论恩儿做出怎样的选择都没关系。她的症状已经改善很多，现在也有了照顾自己的能力，所以就算停止治疗也没关系。如果要继续治疗，那就继续现在的进度，一起把恩儿训练成更坚强的人，一起为她打造出一副坚强的盔甲，用来保护细腻、软弱的她。

"好，你想再继续谈这件事的时候，可以随时通知我，无论你做出什么选择，我都相信你一定能做得很好。"

我这番发自肺腑的真心话，能够如实传达给恩儿吗？听完我的话，恩儿露出了微笑，接着便从座位上起身，就连她离开诊室的步伐，看起来都充满了力量。意志坚强的恩儿离开后，我带着满足的笑容看着半开的诊室大门，感觉就像跟恩儿一起站在了新的起点。

📖

与自己和解

现在，来访者已经通过解释和领悟产生病识感，知道自己的
问题究竟在哪里，但同时也面临了新的问题。

"为什么明知道这种行为有问题，还是会重蹈覆辙？"

之所以会发生这种现象，是因为我们理智上虽然知道这是潜
意识里产生的冲突所致，但感性上却尚未接受。明知道想减肥就
不能吃夜宵，但还是忍不住；知道要想增强体力就要规律运动，
但还是很难行动起来。了解问题所在并不困难，真正困难的是实
际做出改变。

在精神分析过程中，了解问题，且在没有医生的协助之下自
己处理问题的过程称为**修通**。恩儿看到公司负责人对其他人发火
的样子，产生严重的焦虑，想要躲起来，这时她便想象，如果是
医生，遇到这个情况会对自己提出怎样的问题。接着她开始自己

找寻问题的答案，最后得出负责人不会无缘无故对自己发火，所以可以不用逃避的结论。这就是修通。

人经常会犯下同样的错误。美国精神分析师哈里·斯塔克·沙利文从人们的焦虑情绪中找到了原因。焦虑情绪源自害怕被他人责骂的想法，人们为了平息这种焦虑，便会自动反复启用属于自己的行为模式。就像面对重要考试或是会议时，反而不是读书或准备，而是早早上床睡觉、看电视、做家务，接着又后悔地想："我怎么又这样？"理性上知道这样不对，但还是选择了当下能够让自己放松的方式。不过，持续接受心理治疗的恩儿，全身心地投入其中，并且将谈话当成自己的心理安全基地。产生焦虑情绪的时候，她会在自己的心中寻求医生的帮助，重复对话过程，以此对抗焦虑情绪，并帮助自己在现实中做出重要选择。

修通这条路很长，走起来很辛苦。未来，恩儿肯定还会多次产生逃回自己的兔子窟（安全基地）躲起来的想法。但我们都已经明白，暂时逃跑也没关系，只要在躲进我们一起建立起来的心理安全基地稍作喘息，抚慰一下受到惊吓的心之后，能鼓起勇气走出去就好。这个过程虽然很无趣、很艰辛，却是在缓慢且坚定地朝着自己期待的方向前进。

我们每天都会经历各种事情，

经历好事会开心、喜悦、放心，

经历坏事就会生气、沮丧、难堪。

情绪的波浪不断袭来时，

我们要建造一个心理安全基地，躲进去，

才能彻底地得到放松，

鼓起勇气面对新的一天。

故事 **5**

因为不完美而
生气吗?

会有人因为不满意地球自转的方向而生气吗？

会有人因为太阳从东边升起、西边落下而不满吗？

我想肯定不会有人因为这种事情不开心。

如果家人、朋友或恋人的行为和自己的想法背道而驰，

或是不符合自己的预期呢？

如果没能达成自己定下的目标，只能宣告以失败收场呢？

就像地球自转、公转一样，

人们总是以自己的理论来思考、行动。

没有人能够百分之百完美地掌控一切。

但我们为什么总是会陷入一种思维，

认为这世界上的一切都要按照自己的想法来运转？

——"脑内探险队"许圭亨

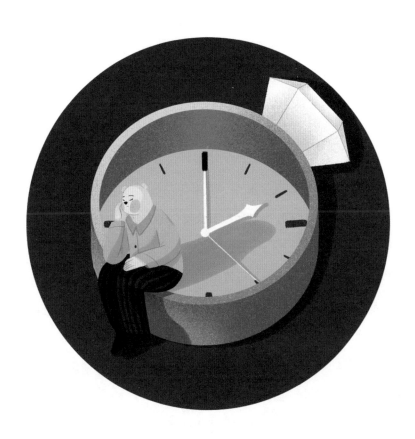

医生也会来看医生

晚上，孩子发起了高烧，是手足口病。孩子因为生病睡不好，连带我也无法睡得很沉。所以我在确认今天的预约会诊名单时，精神状况有点差，而偏偏今天上午要会谈的人就有三位。紧接在服用抗抑郁药物、整天都无精打采的大学生，因罹患社交焦虑症而无法正常在同事面前做报告的上班族之后，第三位走进诊室的人是申昱。有别于前面两位来访者脸上明显犹豫、尴尬的神情，申昱西装笔挺，从容地坐下。在初诊的事前问卷调查中，申昱勾选的症状只有一个，就是失眠。

"最近完全睡不着，朋友就推荐我来这里。"

"朋友？"

"对，吴东秀，记得吧？"

"东秀吗？"

从初次见面的来访者口中听见熟悉的名字，真是令我大吃一惊。东秀是我的高中同学，毕业后我们虽然上了不同大学，但都是读医学院，后来也都成为精神科医生，他现在是我的至交。

"当然认识，但他没有事先跟我说，如果能提前跟我说一声就好了。"

"不，是我请他不要说的，因为我还在考虑要不要来。原本是想请东秀开点药给我，但他建议我来做精神分析，并推荐我来你这里。其实我在考虑有没有必要来看精神科，更何况我自己也在精神科接过一些心理咨询的工作，所以一想到自己竟然要来精神科，真的有点不情愿。"

凡事一定要按照计划行事

我后来才知道，申昱是整形外科的主治医师，曾经在精神科实习过。

"不太愿意吗？看来医生也跟其他人差不多嘛。"

虽然可以一笑置之，但听到同为医生的人说出这种对精神科的偏见，实在让人有些悲伤。

"你说你睡不好是吗？"

"对，最近真的睡得很差，越是这样越容易胡思乱想，就更睡不着了。"

"从什么时候开始的呢？"

"嗯，大约一个月前开始的，有越来越严重的趋势。一开始是躺下去之后，要一两个小时才入睡。本来我觉得过阵子就好了，却一直没有好转。"

"越来越严重吗……那最近的状况怎么样呢？"

"很不容易入睡，就算睡着也经常中途醒来。"

"你说是从一个月前开始的对吧？在出现这种症状时，有没有发生什么特别的事呢？"

"东秀也问了我一样的问题，但没发生什么特别的事，就只是跟女朋友大吵一架而已，应该就是从那晚开始的。当时我以为是女朋友的事让我心情不太好，所以才睡不着。"

我本以为可能是工作太累或是压力过大导致失眠，没想到会听到跟女朋友有关的事情。

"能不能说得更详细一点呢？"

"女朋友的事情吗？这会有帮助吗？"

申昱听完我的问题后非常不高兴，双手抱胸、靠着椅背反问我。同样是医生，又是熟人的朋友，再加上摆出这种防御姿态，我有预感，未来的会谈不会太轻松。

"如果这会让你不愉快，那可以不说。不过如果是因为发生某件事而出现失眠症状的话，那么解决那件事对缓解失眠症状是有帮助的。虽然可以吃药缓解失眠，但找出压力源，才是根治的方法。"

虽然他并没有完全认同我的话，但还是点了点头，表示他听懂了。

"请不要跟东秀说，这不是什么好事。"

"当然，你在这里说的事情，全部都会保密，请不用担心。在你同意之前，我们不会跟包括父母在内的任何人透露谈话内容。"

"嗯，这是'保密义务'，对吧？但突然要我说，我还真不知道该从何说起。"

"什么都可以，像是当时为什么吵架、吵完之后你有什么想法、是否和解，想到什么说什么就好。"

"嗯，当时女朋友提出分手——当然我们现在还没分手——我真的很惊讶、很生气。"

"你觉得又惊又气吗？女朋友为什么会提分手呢？"

"那天我们约好要碰面，她迟到了。她平时就经常迟到，但那天有点夸张。我是喜欢按照计划行事的人，约会时也会先决定好要去哪里吃饭、之后要做什么，女朋友也喜欢我这么用心。但不知道该怎么说……可能是我太用心了，女朋友反而就不怎么付出了。她一迟到，就完全打乱了我的计划。我很介意这方面的事情，而且迟到也有点没礼貌啊。"

"对，自己很认真地准备，女朋友却迟到，确实容易会有这种感觉，后来怎么样了呢？"

"所以我就对她说了很严厉的话，我说：'我都已经准备好了，只是让你遵守时间而已，有这么困难吗？'结果她说很抱歉她迟到了。但就算迟到，也只要再稍微调整后面的行程不就好了吗？听完她说的话我更生气了，我自己也觉得我的声音有点大，但我认为这次一定要好好纠正她这种想法，所以说得更大声了。我把之前发生的事情一件一件拿出来说，算她至今迟到过几次，说我一直忍到现在，等等。其实约会这件事，你应该也懂的，像我们这样的人，时间非常宝贵。接着女朋友就哭着跟我道歉，那天我们就这样分开了。几天之后，她说没办法继续跟我交往了。很奇怪吧？"

完美主义倾向的强迫症

申昱说的事情有几个地方让我很在意。没有遵守时间确实是女朋友的错，但真的有必要气到大吼吗？其实就算不提这点，他对待女朋友的态度也有些不太对劲。无论是"大声说话"，还是"一定要纠正这种想法"，比起对待自己的恋人，更像是主管对待下属会说的话。而且女朋友哭着跟他道歉，他也丝毫不感到抱歉或是同情。不过第一次会谈就提这种观点很危险，一不小心就可能会使他的心墙越筑越高。

"原来如此，但幸好你后来跟她讲开了吧，现在不是还在继续交往吗？"

申昱摇了摇头，我看不出他的态度是乐观还是悲观。

"我们不可能那么轻易就分手，因为我们已经计划要结婚了。经过几次争辩之后，一个星期前我们决定继续交往。"

"嗯，如果是跟已经谈婚论嫁的女朋友发生问题，确实会让人压力大到失眠。也有可能是因为别的事情累积了一些压力，跟女朋友吵架则是失眠的导火索。"

申昱松开了抱胸的双手，一只手放在嘴边开始思考。

"可以说是压力吧，其实我不太相信女人，更讨厌那种很爱说三道四、没有责任感的女人。我觉得现在的女朋友跟其他人不一样，所以才决定跟她结婚，但一想到差点分手，我真的很受打击。"

对待女朋友的态度，是源自他原本对女人就不信任的想法吗？但从目前为止的谈话内容来看，我觉得申昱不仅不相信女人，对男人似乎也有类似的想法。从他对自己严格，并想控制女朋友的样子来看，我怀疑他可能有完美主义倾向的强迫症。我正在病历上记下"强迫症"这几个字时，听见了椅子往后倒而发出的"哐当"声。

"医生你有女朋友吗？结婚了吗？"

靠坐在椅子上的申昱突然抛出了问题。

"我吗？你为什么想知道？"

"没什么，只是心血来潮想问一下，因为你一直在问我女朋友的事情。如果想睡个好觉的话，我还是吃药比较好，对吧？"

不知道是因为他的职业，还是因为他的个性，我觉得申昱似乎在依照自己的想法引导整个谈话的走向。

"为了确定要不要开药，我想再请教几个问题。除了刚才说的那些，你还有没有其他的压力？无论是医院还是家里带给你的压力都可以。"

为什么会有这种个性？

申昱看着我摇了摇头，这次确实是否认的意思。首先我请他描述自己的睡眠状况。他说他在躺下之后，要过两小时才能入睡，中间会醒来好几次，然后清晨又会很早醒来。我说会开药给他，但一开始药可能不会完全对症。精神科开的药，每位来访者吃了都会有不一样的反应，所以要花一点时间观察、调整。同时我也建议他定期进行会谈。申昱一副仿佛已经知道我会说些什么的样子，点了点头。"会谈"这两个字虽然让他迟疑了一下，但他还是很快回答说知道了。

申昱不是那种遇到"根本性问题"的一般来访者，而是一位只想立刻解决失眠问题的医生。老实说，跟这样的他提议进行会谈究竟对不对，我也没有把握。其实对会谈一直很抗拒的申昱，并不是一个好应付的来访者。谈话过程中，必须要小心，不能让他有被批评的感觉，这比平常更耗费精力。同样是医生，我要用更专业的方式来解释，再加上他也是朋友的朋友，这让我压力很大。不过，他坚持一切按照计划来、对女朋友的态度像在评估这个人的价值一样，这些都让我很在意，我想要确认他究竟为什么会是这种个性。我把这些问题写在病历上，准备迎接下一位来访者。

嘘，这是秘密

申昱不太愿意把自己的事情告诉医生。他平常就不会跟朋友说自己的烦恼，所以面对第一次见面的医生更是难以启齿，而且他也担心他说的这些话有可能会被介绍他来这里的朋友知道。

申昱说的"保密义务"是医疗伦理之一。这是医生不得将在治疗过程中获得的信息泄漏给第三者的义务，不仅在医疗领域，向顾客提供咨询服务的咨询专家等也都有这个义务。尤其在精神科，这个义务更加重要。因为仅仅是让人知道自己在接受精神科的治疗，就很可能会引发不必要的误会与偏见。

跟自己的精神健康有关的事，若被其他人知道，来访者就会失去自由倾吐心声的勇气。他们会开始顾虑别人怎么看待自己，进而对倾吐心声这件事感到迟疑。

请不要担心，在取得来访者本人的同意之前，我们绝对不会将谈话内容告诉包括父母在内的任何人。要提供就诊记录给保险公司的时候，我们会通知来访者，或是请来访者在同意书上签名。若法律程序要求提供就诊记录，也要提供相关的必要资料。

当然也有例外。当在治疗过程中，我们得知自残、伤害他人、虐待儿童等信息时，就必须联系家属或是相关机构。所以在诊室里，我们通常会告知来访者"除非你有强烈的自杀念头，或是有强烈冲动要伤害他人，否则所有事情都会保密"。

此外，我们有时候会为了研究或诊断而分享信息，这时当然会先取得来访者的同意，在遮蔽个人资料，或修改部分内容之后才进行分享。即使对来访者有利，也很少有不顾及保密义务就提供资料给第三方的情况。所以如果你因为担心自己的医疗信息曝光而犹豫要不要去看精神科的话，那我可以向你保证，不必担心，我们有替各位保守秘密的义务。

[谈话室]

如果不是约会而是面试，还会迟到吗？

跟申昱谈完的那天晚上，我打电话给东秀，既然想起了他，就顺道跟他问个好。虽然是我打电话过去，却是东秀主动提起请我好好照顾申昱。东秀跟申昱是大学社团时认识的朋友。申昱很会读书，个子又高，长得还帅，所以非常受欢迎。长相端正清秀的他，一看就是会去读整形外科的。同样毫无悬念的是，整形外科的学姐们也很早就看中了他，一天到晚"勾引"他。东秀口中的申昱，和我对他的第一印象并没有太大差异。

"在同一个社团的话，你们应该很熟吧？"

我听见东秀在电话那头笑出声来。

"这有点难说，也不算不熟，但也不能说很熟。"

真是个模棱两可的回答。

不是吃了药很快就会好转？

一个星期之后再见到申昱时，他看起来非常不高兴。

"我觉得药好像没用，我还是睡不好。不知道是药的问题，还是睡眠不足的关系，早上会有点晕。"

"你刚开始服药，很可能这种药不适合你。什么时候眩晕感最严重？"

"早上起来的时候。我以为吃了药很快就会好转。真烦。"

他的声音中也透露着不开心。

"这可能要花点时间。那你的日常生活呢？工作或开车时遇到了什么问题吗？"

"我不开车上班。到了10点或11点左右就会很晕、很困，但很快就没事了，幸好工作的时候没什么大碍。医生，你看一下这个。"

申昱让我看他的手机，上头记录的是过去一星期入睡的时间、从睡梦中醒来的次数、醒着的时间等。我惊讶地看着申昱。

"你在做睡眠记录啊？毕竟我没有教过你要做这个……而且也几乎没有人会像你一样记录得这么仔细，真是了不起。这些圈圈、三角形、叉叉是什么意思？"

"早上起来如果觉得睡得好就画圈，不好就打叉，不好不坏就用三角形。你一看就知道，我还是经常为失眠所苦，而且常常做梦。看来吃药没有用，来看精神科也没有效果，反而让我压力更大。有没有办法让我更快好起来？"

谈这种事情对失眠有帮助吗？

我突然想起申昱是个难以忍受事情不照计划发展的人。就像他会因为女朋友约会时迟到而生气一样，他自己没办法控制失眠这种身体症状，所以很不高兴。做睡眠记录确实对了解、掌握症状有帮助，但如果因为没办法马上改善就焦躁不安，只会妨碍治疗。必须让申昱把对失眠状态的注意力转移到失眠原因上才行。

"没错，真的只有一个圈，大多数时候都会醒来两三次。那你跟女朋友怎么样了？复合之后关系有什么变化吗？"

"哦，就……上周末我们见面来着，老实说，我确实感觉气氛跟以前不太一样了。按照计划，我们现在应该正式开始规划婚礼了，这让我有点烦躁。"

"你应该很在意吧？"

我附和他的话，没想到他瞬间皱起眉头来。

"谈这种事情对治疗失眠有什么帮助吗？"

因为已经预料到他会有这样的反应，所以我微笑着说："对，上周也跟你说过，这是为了从根源上解决问题。你是因为跟女朋友的冲突而开始失眠的，所以我觉得先从这里开始谈会比较好。你们是怎么交往的、迄今为止如何维持关系，一一厘清这些信息，应该就可以找出解决的方法。"

"真奇怪，来精神科好像就非得谈这种事情。"

接着他开始思考，然后心不甘情不愿地说："大概是一年前的这个时候，教授说要介绍一个不错的人给我，让我跟对方见个面。我不能不听教授的建议，也觉得既然教授会这样说，应该有他的理由，所以我就去了。"

申昱简单地讲了他跟女朋友交往之前的事。他女朋友的父亲是在首尔拥有几栋大楼的有钱人，一直以来就想找一个医生当女婿，所以才拜托认识的教授介绍。申昱说他听完教授的话之后，便认为这是以结婚为前提的交往，所以第一次见面时就非常用心。

"见面之后，我发现对方外貌姣好，个性也不错。本来以为她是个不懂事的富家女，但第一次见面她就准备了礼物，而且品位也不差。我觉得应该回礼，所以就又跟她多见了几次面，接着就自然而然地交往了。"

"每次见面的时候，都是由你来规划吗？"

"对，都是我来规划行程，女朋友喜欢依照我规划的路线走。"

"有很多情侣会因为想吃的东西、想去的地方不一样而争吵，你们应该完全没有这种问题吧？"

申昱耸了耸肩，像是在说他完全无法理解怎么有人会有这种烦恼。

"完全没有。"

"嗯，在因为迟到而起冲突之前，你们争吵过吗？"

虽然感觉到申昱对这个问题不满意，但我仍假装没注意到他的情绪，静静等待着他的回答。

"那大概是交往 6 个月时的事情，与其说是吵架，不如说是我稍微说了一下她吧。我们提到结婚的事情，我觉得应该要慢慢开始准备了，像是什么时候结婚、结婚之后要住在哪里、何时生小孩等。我虽然有我的计划，但女朋友的意见也很重要嘛，可是她却说自己完全没有想要结婚。"

"然后呢？"

"我们是以结婚为前提交往的，可她这 6 个月来什么都没有准备，这让我更生气。我觉得是家里太宠她了才会这样，所以我责备了她，说她'什么都不想'，也告诉她结婚不是件容易的事，后来女朋友就哭着说之后她会考虑一下。从那之后，我们就开始跟双方父母见面，也开始着手准备结婚了。如果当时我没主动提出来，女朋友或许到现在都还不会去想这件事。"

无法理解别人有不同的意见

听完申昱的话，我突然觉得，如果换成他女朋友来讲述，可能会变成一个截然不同的故事。申昱脑海中对结婚的想象非常明确，所以女朋友的想法一开始就不重要。他该不会没有想到，女朋友可能一开始就跟他有不一样的想法吧？

"你的女朋友曾经有过跟你不同的意见吗？"

听完我的问题，申昱用一脸我好像在说什么外星话的表情看着我。

"我不是说过吗？女朋友喜欢按照我的计划来，我是会制订详细计划的人。"

"她没对你表达过不满吗？"

"我不会让这种事情发生，就连约会时间也是一样。迄今为止的约会，我从来没迟到过，当我觉得可能会工作到很晚的时候，就完全不安排任何约会。但女朋友却不是这样。我就想问，如果不是跟男朋友约会，而是参加重要的面试，她也会迟到吗？我觉得我们必须把彼此看得跟人生大事一样重要才对。"

跟申昱谈话最辛苦的地方，就是身为医生的我难以对申昱的痛苦产生共鸣。申昱在描述女朋友提分手前的情况时，都是以不断强调自己有多完美，相较之下女朋友有多么差劲的方式来讲述的。约会迟到或许是女朋友的错，但大发雷霆引发冲突的人是申昱。可他却把两人不和都归咎于女朋友，合理化自己的行为，将自己的错误全部转嫁到女朋友身上。

最重要的是，申昱完全不接受女朋友的想法可能和自己不一样。他似乎缺乏理解别人可能和自己有不同想法的"判断"能力。

虽然我想更深入地了解申昱的问题，但这是他个性的问题，似乎很难在短期内解决。我想今天应该谈到这里就好，所以就在稍微安抚他、跟他约好下次会谈时间之后说："有时候静静看着问题发展，自己什么事情都不做反而会有帮助。请你练习注意看看，当你因为失眠或跟女朋友的关系而感到烦躁、担忧时，心里会浮现什么想法。当你浮现其他想法的时候，就顺着那个想法继续想下去。你通常都几点下班呢？有运动的习惯吗？"

申昱又因为我的问题而不开心了。他总是皱着眉头，连带我也跟着一起皱起了眉头。

"上个月我停掉了健身课程，从这个月开始就没再去运动了，连运动都不顺利，真的是没一件事情顺心，有种整个人生都毁了的感觉。"

下定决心要运动，最后却不了了之，这对一般人来说是稀松平常的事。但申昱是凡事都要按部就班去做的个性，所以无法完全掌控自己的身体和意志时，他就会感觉压力很大。

"'整个人生都毁了……'居然让你有这样的想法！申昱，现在确实有事情困扰你，但你好像想得太夸张了。因为最近状况不好，所以你的想法越来越负面。今天我们就到这里吧，我会帮你调一下药。"

申昱深深地叹了口气，然后说："好像没有整理出什么头绪，只能希望这次你帮我调的药会有效了……"

申昱这毫不掩饰的说法，让我的脸一阵发烫，好像之前的治疗工作都被轻视了，我心里迅速升起一股不愉快的感觉。

一切都必须在"控制"中

"我觉得你对目前情况的想法好像太过负面了，你似乎认为健康、人际关系、工作，所有的事情都必须要依照你的想法来运作。如果不如预期，就觉得人生好像毁了。你是用一切都必须要在你的'控制'之下的想法来接受治疗，我希望下次我们可以聊聊这个想法从何而来。"

"控制"是我在为申昱进行精神分析的过程中不断浮现在脑海中的关键词。

我现在就把这个关键词告诉他，会不会太快了？难道要一直表现出跟他很有共鸣的样子吗？但即使我后悔，也已经覆水难收了。申昱冷漠地看着我。他是个很聪明的人，不可能听不懂我的话。

"那我该做什么准备？"

"你可以先针对这件事情进行思考，不过不去思考这件事也没关系。"

我们约好下次会谈的时间后，申昱便离开了诊室。诊室的门一关上，我便全身瘫软下来。每次帮申昱看完诊，我都有一种全身无力的感觉。想控制自己跟周遭所有人的申昱，似乎连我都想要控制，这种感觉真的令人脊背发凉。过去这些年申昱所做的选择，成功地帮助他掌控了所有的事，但女朋友突然提分手，却是完全脱离控制的突发行径。他会不会在这样的情况下，产生巨大的挫败感呢？我在病历上写下：

控制问题、完美主义、看起来有强迫型人格障碍

我记录下对他的印象，希望下一次可以针对这部分进行更深入的讨论。

要自己了解自己，别人才能了解你

心智化是理解他人的想法与情绪的过程，可分为单纯以个人想法来理解他人的内隐心智化，以及刻意努力去理解他人想法的外显心智化两种。内隐心智化的人不会自省，而是会凭直觉猜测对方，举例来说，当孩子哭闹时，这类人会凭直觉判断是孩子"肚子饿了"；而外显心智化的人则知道自己与他人不同，会有意识地去反思、深入思考，努力地了解对方。

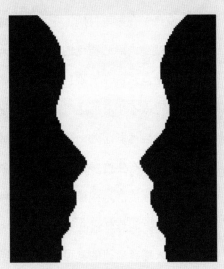

请看右边的画。你看到了什么？

有些人会看到水瓶，也有些人会看到两个人相对的侧脸。一看到这张图就立刻产生的想法，是自发性的内隐心智化。比如自己看到水瓶，旁边的朋友看到两个人的侧脸。当发现自己跟别人看到的东西不同时，如果努力去找出"两个人的侧脸"，那么就是外显心智化；但如果你的反应是"什么啊，我怎么看都觉得是水瓶，到底怎么看出是两个人的"之类的话，那就表示你或许是个无法接受与他人不同、不会意识到每个人都有自己的想法与情绪的人。我们可以说，这种人是没有成功完成外显心智化过程的人。申昱完全不能接受女朋友对结婚的想法可能和自己不一样，这就表示他在外显心智化的过程中遭遇了问题。

心智化不仅仅是理解他人的想法与情绪，同时也包含了理解自己的想法与情绪。

假设孩子在家里打闹，把水洒到地上了。看到孩子的行为立刻大叫，就是内隐心智化的过程。有人在叫出来之前，会先整理自己的情绪与想法，发现自己有点慌张，并担心孩子受伤，甚至会因为自己太不小心而生气或者因为没有事先注意到这一点而自责，接着便自然联想到，孩子并不是故意把水洒到地上的。当你发现自己同时产生许多情绪与想法，就不会立刻叫出声来，而是能够静下心来冷静地跟孩子对话，这种努力正视自己的情绪与想法的行为，就叫作外显心智化。

每个人都有自己的意见，这是理所当然的事，但我们经常会忘记这一点，然后因为对方不按照自己的想法来行动而生气。其实我们必须承认，每个人都会有自己的想法跟情绪。你是否难以理解别人的行为呢？在生气、要对方改善之前，应该先问对方是基于什么原因才做出这种行为。同时也要问问自己，现在究竟是什么事情让自己不开心。你会意外地发现，很多事情根本不需要生气，也并不难理解。

"你觉得我的个性有问题？"

一星期之后，申昱拿给我看的睡眠记录中，大部分都是三角形。虽然不完美，但失眠的问题渐渐改善了。

"上周发生了什么特别的事吗？"

"没有，医生你呢？"

申昱漫不经心地回问。

"你想知道我过得怎么样吗？"

"我只是不知道要说什么，所以随口问问。"

"跟我说话不会让你觉得很不自在吧？"

申昱下意识摸了摸领带，然后摇了摇头说："不会，不是这样的，只是以病人的身份来医院确实是一种很不一样的体验，说不上是享受。"

我也是属于如果没有病得很严重，就不会去医院的人，所以可以理解他的想法。没想到他居然跟我一样讨厌医院的医生，我有种发现同好的感觉，所以我们便针对这个主题聊了一下。

比别人活得更认真，不行吗？

"那你这段时间跟女朋友发生什么特别的事了吗？"

"我们见了一次面。这次我没有事先准备、规划，但也不希望约会漫无目的，所以我就决定按照你说的那样，等真的发生什么事情再去烦恼。没想到这么做之后，我们见面时反而变得比较轻松了。谢谢你给我的建议。"

我有没有听错？谈话时总是跟我保持距离的申昱，居然会对我说谢谢？难道是他的心墙变矮了一些吗？我想，是时候来深入了解上次谈话时没能说清楚的"控制"个性了。

"申昱，你还记得上次面谈结束之前我跟你说的话吗？"

"记得，你说我是想控制一切的人，对吧？"

"你还记得啊，那你想过了吗？"

申昱看着我说："回去之后我一直在想。其实听到你这么说的时候，我一点也不觉得讶异，我本来就知道自己是这样的人，身边的人也都说我很仔细、很有计划。但老实说，我从来没想过这样的生活有问题或是不方便。比别人活得更认真，不是一件坏事吧？"

"我并不是说你有问题，只是觉得计划周密、希望事事完美的这种个性，或许会对睡眠产生影响。你刚刚说，你身边的人也都这样说，对吧？通常都是看到什么情况他们才会这样说呢？"

社会环境所造就的个性

申昱在学生时期就是一个会完全按照计划来读书的人，朋友曾经说过他像机器。大学毕业开始实习后，申昱也获得了很好的评价。即便在忙碌的实习生活中，他依然每件事情都准时完成，只要觉得可能会稍微偏离原本的计划，他就甚至会利用休假的时间把事情做完。就是因为这样，整形外科的前辈才会喜欢他。于是他也不假思索地选了整形外科，当然，如预期地合格了。

迄今为止，申昱一直走在无比平顺的人生道路上，所以他确实很难接受自己正在看精神科这件事。

"无论是读书还是工作，我都是先设立目标，然后根据那个目标制订计划。目前为止，从来没有一件事情在我的计划之外。这不是我运气好，而是我付出了相应的努力。"

"那你的人际关系呢？有几个朋友好到能让你倾诉真心呢？"

"好朋友啊……我不太会跟朋友说这些事。一方面是我没什么烦恼，另外一方面也觉得就算跟朋友说，也不会找到解决办法。"

我突然想起当我问到跟申昱熟不熟时，在电话那头苦笑的东秀。申昱很快补充说，他不是那种会一股脑儿倾诉烦恼的人，有需要的时候还是有可以联系、帮忙的朋友。

是因为配合的需要吗？

"那异性关系呢？以前跟别人交往的时候，有没有遇到过这次这样的困难呢？"

"你也知道，做我们这一行的很容易疏忽女朋友。在医院工作，总是只能把工作放在第一位。之前交往最久的好像是6个月吧。一直在重复分手、交新女朋友的循环，正当我觉得受够了的时候，现在的女朋友就出现了，所以我才希望我们可以顺利发展下去。"

很少有人会对自己过去的恋爱史侃侃而谈。对申昱来说，恋人也跟朋友一样，有需要的时候才见面、没有需要的时候就分手吗？

听申昱的事情越多，就越是让我想起以前曾经接触过的某位强迫型人格障碍者。他是个年约40岁、升迁速度非常快的高级公务员，考学、结婚，一切都依照计划实现了。因为年纪轻轻就坐上高位，所以他觉得自己应该把事情做到最完美，于是便整天不回家，只顾着工作，最后承受不了过度的压力而罹患抑郁症住院。他所有事都要照自己的方式来做才放心，身边的人都说他不知变通、很固执，所以他连一个可以一起喝个小酒的朋友都没有。看起来忧郁又虚弱，又不擅长表达内心的情绪，这样的人就是典型的强迫型人格障碍者。

因为强迫型人格障碍者的学习能力、工作效率都非常高，所以他们通常不会想到是自己的个性有问题。尤其在当前社会中，学生时期的竞争就已经十分激烈，拥有这种个性的人甚至会被当成典范。也因此，强迫型人格障碍者很少会为了改变自己的个性到精神科求诊。

这类人通常都要等到有抑郁症、失眠等其他问题时，才会到医院来。也因为他们来就诊时，容易认为自己的生活方式被否定，所以治疗起来相对困难。当时我只是致力于帮助来访者改善抑郁症问题，并没有针对个性多加分析。看到申昱之后，我就想起那个来访者。申昱热衷于自己的秩序、规则、计划，在人际关系中重视的也不是亲密感，而是掌控感，这些都是非常典型的强迫型人格障碍的特征。正如风吹来的时候容易折断的并不是随风摇曳的芦苇，而是直挺挺的树木，强迫型人格障碍者那种不知变通的思考方式，让他们很不擅长应付意外的改变。他们在面对影响个人稳定性的事情时很容易感到不安，如果事情没有依照计划发展，他们就会感到非常受挫。女朋友提分手就能让申昱失眠，与其说这是因为他很爱女朋友，我想更应该说是他没有足够的应变能力去承受这种意料之外的状况。

不知变通的思考方式，让人很不擅长应付意外的改变

强迫型人格障碍者认为，应该用金钱、地位、成功来维持情绪上的稳定，所以很多人会非常执着于这些事物。申昱认为现在的女朋友很重要，也可能是受到女朋友家庭背景的影响。或许申昱认为，正是因为自己这样的个性，他才能爬到今天的位置。因此，我只能更直截了当地提出他个性上的问题，并注意该问题造成了什么样的影响。

"申昱，今天辛苦你了，你跟我说了很多事情。我们来总结一下今天的会谈好不好？"

面对各种问题都能从容应对的申昱，第一次没有马上接话，而是仿佛陷入思考，静静地凝视着某个地方。

"你觉得我的个性真的有问题吗？"

"我认为与其说是个性的问题，不如说是你个性中的某个特点使你和女朋友的相处出了问题，并造成了你的失眠问题。正如酒量很好、也喜欢跟人打交道的成功的业务员，某天突然罹患脂肪肝，对他来说喝酒是帮助他成功的手段，但却给健康带来影响。当然，脂肪肝只要暂时戒酒、运动就能够恢复。你的情况也一样，有计划、完美主义的个性帮助你成为整形外科医生，对你产生了很好的影响。但如果想结婚的话，这样的个性就会让你和女朋友的关系产生问题。我觉得只要掌握这一点，应该就能够帮助你恢复跟女朋友之间的关系，所以我才会这样说。"

"我明白你的意思了，我希望可以再想想。"

申昱跟我道别后静静地离开，我却觉得有点难过。他依然以否认自己的问题来掩饰弱点，丝毫没有留给我介入干预的空间。是不是应该从一开始就开药、进行睡眠相关的治疗、专注于认知行为治疗会比较好呢？会不会是因为他是朋友介绍来的，再加上同为医生，所以我急于看到治疗的成效呢？最后，我突然有种希望在下一次会谈之前，申昱可以跟女朋友再吵一次架的想法，因为这样我们就有机会谈他的问题了。天哪，我居然希望来访者发生问题！我摇了摇头，想要抹掉这种夸张的想法。

掌控一切的压力源自何处

大家在听申昱的故事时，有什么感觉？会不会很费解，像申昱这种看起来很成功的专业人士、很忠于女朋友的专情男人、照顾家人的大儿子，行事有计划又仔细，究竟有什么问题呢？有些人可能会很惊讶，我居然怀疑申昱有强迫型人格障碍。在这里，我们应该先来区分一下**强迫症**与**强迫型人格障碍**。在精神科中，只有在社会或职场上遭遇重大问题时，才会将特定的情况称作一种"病症"。现在申昱除了跟女朋友间的问题，在工作上和人际关系上，并没有遭遇太大的问题。

但想要掌控一切的个性，确实是申昱行为模式的关键，所以我才会认为他可能是强迫型人格障碍者。

强迫症和强迫型人格障碍的差别，在于这种强迫的性格有多强烈。强迫性格太强烈导致问题发生时，我们就会称这种情况为强迫症。此外，一般人常会弄不清楚强迫型人格障碍与强迫症，但这两者的概念其实截然不同。虽然同样用到"强迫"这个词，但人们更多会用顽固、完美主义、控制欲强等词语来形容强迫型人格障碍者。这个类型的人每一件事都要按照计划完美执行，不懂得变通，不仅是自己，就连工作、人际关系都要在掌控之下，他们才会觉得顺心。因为很固执、对小事很执着，所以在别人眼里他们很冷酷。这个类型的人也不太擅长表达情绪，所以几乎没有什么好朋友。他们通常不会觉得自己有问题，即使有问题也会因为顽固和不想被控制而不积极接受治疗。

强迫症则是一种强迫思考与强迫行为的疾病。患有强迫症的人会不由自主地被某些想法、冲动、事物控制，如果不做特定的行为就坐立难安、无法忍受。像是想到煤气好像没关，就会一直为这件事担心，如果不去亲自确认就会感到焦虑不安等。

跟强迫型人格障碍者一样，强迫症患者若因为过度的强迫思考、强迫行为而严重影响到日常生活的话，也会被称作"障碍"。强迫症患者和强迫型人格障碍者不同，他们的行为通常会让自己觉得不舒服。强迫型人格障碍者虽然会过度追求完美地控制日常生活，但他们不太会整理，这一点也和强迫症患者不一样。强迫型人格障碍者的顽固与完美主义，通常都和愤怒有关，而强迫症患者的问题则源自不安与恐惧。

无法完美地掌控工作、结婚，甚至是自己的身体状况，会让申昱感到愤怒或忧郁，这样虽然还没到强迫型人格障碍的程度，但已经表现出相关倾向。这样的倾向可能会使他难以控制愤怒，或者对不受控的情况感到无力，进而发展成抑郁症。即使成功结婚，未来的婚姻生活也很可能出现问题，所以我才会建议他继续进行精神分析。大家身边是否也有这种看起来很完美，实际上却像一棵直挺挺的树一样不知变通的人呢？

〔谈话室〕

"对爸爸来说，不守时等于说谎"

一星期后再见到申昱，他看起来放松不少。睡眠记录上也出现了三个圈、四个三角形，没有一个叉，躺下到入睡所耗费的时间也缩短了，除了太早醒来，状况还不错。

"很好，你的睡眠情况好像渐渐好转了。如果过程中感到压力，或是参加聚餐喝酒的话，情况可能又会暂时变差，但现在确实见好了。"

"这种突发状况当然要预防，但状况有改善真是太好了。我原本是一个睡眠完全没有问题的人，实习阶段和在整形外科受训的时候，无论是在手术室还是医护站，都是只要倒头就能睡着。"

"其实，一半以上因为失眠而来医院就诊的人跟你说过一样的话。"

272　　　　　　不知怎的，总想逃

本以为他会回我说他知道，但没想到这次申昱却沉默下来，最后终于开口问："我们上周不是提到我的个性吗？会有很多像我这种个性的人来医院吗？我在想我是不是真的需要接受治疗。"

"通过精神分析改变个性并不容易，有时候要花上好几年的时间进行精神分析会谈。即使花了这么多时间，也只能改变个性中的一部分而已。"

"好几年吗？我没想到要接受这么久的治疗。"

"大家都会很惊讶，尤其你学的是只要动完手术就会立刻看到成效的外科，所以会更吃惊。不过你可以慢慢考虑。今天你想说些什么吗？"

申昱轻轻地摇了摇头。

"我想过，但没有想到什么要说的。上星期会谈结束回家后，似乎想说些什么，可是现在记不起来了……"

"那等之后想起来再说吧，想到的时候写下来也是个不错的方法。"

"好。"

"那你现在在想什么呢？"

"我只是在看墙壁上的时钟，发现时间走得比我想象中还慢。会谈通常都会进行30分钟左右，对吧？"

"对，我并没有特别规定跟你的会谈时间或次数，但大多都

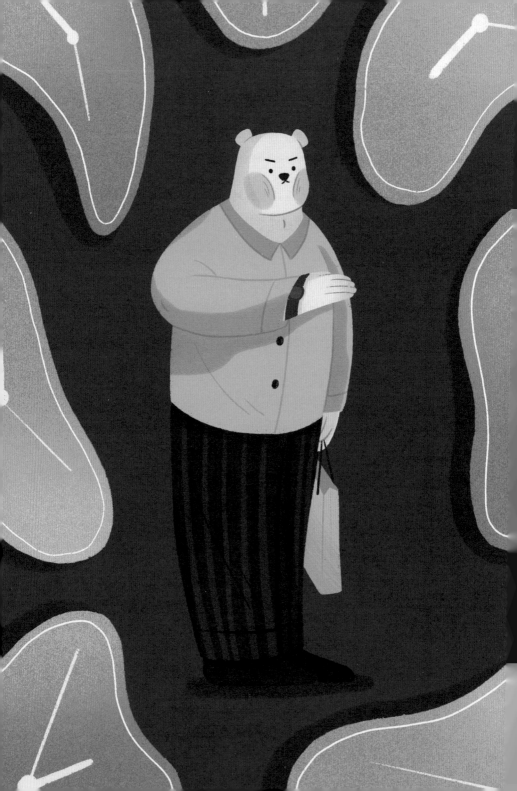

会在30分钟左右结束，你记得很清楚啊！但你觉得时间过得很慢吗？"

"对，我一直在看指针走的速度，原来指针会停在一个地方这么久啊！"

和约定有关的回忆

我在想到底该让他再多想想，还是要继续提问时，突然看见上周的会谈记录上，写着"要谈谈家人的事"。在进行心理咨询时，通常都会从家族史或家人的事情聊起，但在跟申昱谈话时，却从来没谈过跟家人有关的事。我决定，与其等申昱自己开口，不如就直接和他聊聊这个老掉牙的话题吧。

"跟女朋友的关系既然有改善了，那失眠的问题应该也改善了不少吧？你之前说过，女朋友不遵守约会的时间，让你很生气，对吧？小时候你有没有因为不遵守约定而被骂的经历，或是有什么和约定有关的回忆吗？"

申昱用手指轻敲着大腿，反复地咀嚼着"约定"这个词。

"约定……跟父母约好做什么事情，没做到就会被骂之类的算吗？小时候我常被打，我爸会拿网球拍、高尔夫球杆，通常是拿到什么就用什么打我。有一次我答应了按时回家吃晚餐，然后就去朋友家玩了。玩着玩着忘了时间，在超过约定时间一小时后才急忙跑回家。到家之后，我爸就像在演电影一样，问我应该被打几下。我说既然晚了一小时，那就被打一下好了，结果他狠狠地把我打了一顿。"

申昱微笑着，还说他当时以为自己会被打死。

"小时候被打成这样，应该很难受吧。"

"还好，其实也不会很难受。"

"不会很难受吗？"

"对，我只是经常被打而已。"

听完他的话，我静静地点了点头，总觉得哪里怪怪的。小时候被成年男性用网球拍、高尔夫球杆等物品毒打，有可能会觉得没什么吗？这只能说明，申昱不想对当时的经历产生任何情绪反应。

"对了，那你的家庭关系怎么样？有兄弟姐妹吗？"

"我下面还有一个。"

"是弟弟吗？"

"对，是弟弟。"

"你现在跟谁一起生活呢？"

"我在医院旁边租了间房子，自己住。"

"其他家人呢？"

"我妈妈跟弟弟住在一起，家在首尔。"

"那爸爸呢？"

"爸爸过世了。"

我的每一个问题，申昱都不假思索地回答。他在回答父亲去世时，我愣住了。

"我高中二年级时，他得胃癌去世了。他住院住了很久。一直没能好好照顾他，我觉得很愧疚。当时我埋头读书，几乎都不在家，我应该对他更好点，这件事一直让我觉得很遗憾。"

"真的很遗憾。那你母亲的状况呢？她工作吗？"

"是的，现在还在工作，我妈妈是妇产科医生，自己开了家诊所。我爸爸也是医生。"

违背约定就跟说谎一样

申昱表示，自己的成长环境并没有什么缺失，在经济方面很宽裕，跟同龄的朋友相比，他可以拥有大部分他想要的东西。母亲当时也并非完全的职业女性，只在周末工作，大部分时间都用来照顾申昱，所以他确实是在父母的关爱下长大的。

"你说过上学时因为你的成绩很好，父母很开心对吧？父母很在意成绩吗？"

"对，我妈妈很在意我的成绩，我爸爸认为拿第一名是理所当然的事。如果拿到好成绩，他们会多给我一点零用钱，但就算我拿第一名、得了奖，我爸爸也不会太开心。我妈妈总是叮嘱我要好好学习、要跟成绩好的朋友来往，我原本觉得是因为我妈妈我才认真读书的，但现在想想，其实是因为我爸爸。我很想得到他的肯定。"

"你会制订读书计划吗？还是临时抱佛脚呢？"

"我从小就会先把每天要学习的分量计划好，包括补习班留的作业、妈妈留的作业。每天都做一点，这样就可以不用临时抱佛脚了。养成这种习惯之后，我自然就成为一个做事比较有计划的人。"

对某些人来说，每天要学习固定的分量可能是一种压力，但这种学习方式似乎很适合申昱。

"那你母亲是怎样的人呢？简单用一个词来形容她，你会怎么形容？"

"她是愿意牺牲奉献的人。她在没有娘家跟婆家的帮助下，把我们两个孩子养大，爸爸去世之后又独自抚养我们。即使在这么艰苦的情况下，她还是会跟我说'你是我们家的支柱'，常常陪我读书到深夜。"

"真是了不起，那你父亲是怎样的人呢？你对他有怎样的印象？"

"他是个很强悍的人。"

申昱立刻回答了我的问题，然后停下来，像是在整理脑海中的想法。

"他生气的时候非常可怕，并且非常讨厌我们说谎。约好一起吃晚餐但我却迟到的那次，他也是一边打我一边说，违背约定跟说谎没什么两样。我觉得我爸爸像支柱，我妈妈非常依赖他。"

是否刻意压抑自己的情绪

看来申昱的父母始终很关心他，同时也对他非常严格。他们在零用钱等物质方面虽然很大方，但在交友、一天的行程安排等方面，却管控得非常严格。在这种严格管制的家庭环境下长大的孩子，通常会很早就开始反抗，或是在青春期变得非常叛逆。或许是因为申昱总是满足父母的期待，从来不曾失败，总是获得父母的认同，所以他并不会抗拒父母的掌控，进而把这样的控制行为内化成为自己的个性。

听完他父母的事情之后，我能理解他为什么会认为约定很重要，并且会因为别人不守时而大发雷霆了。

"那个……我想我们今天只能聊到这里了，我之后还有别的事情。"

我看了看时钟，才发现已经超过30分钟了。

"时间过得真快，今天我们聊得很愉快，我完全没注意到时间，这对我了解你有很大的帮助。"

"真的吗？我也觉得今天很不错。"

申昱同意我说的话，从座位上起身。今天的会谈和过去不同，进行得很顺利，但我还是很难带起申昱的情绪。一个人想起某件事的时候，自然会产生相应的情绪，但申昱在提及父母时，几乎没有任何情绪，仿佛只是把事件列出来，并客观地评论而已。即使我说一些能够理解他情绪的话，他也会否认或是抗拒我的同理心。会不会是因为本来就鲜少显露个人情绪的父亲会体罚，再加上为孩子牺牲奉献、同时也依靠孩子的母亲对他过度保护，这些都令他无法承受，所以才刻意压抑自己的情绪呢？基于这样的想法，我在病历上写下"隔离"两个字。

隔离

📖

把不想面对的情绪收进抽屉

隔离是一种把和过去的痛苦回忆相关的情绪专门拆解分离出来的防御机制。这样做会使我们虽然记得那件事，却感受不到与那件事有关的情绪，因为人会把记忆放在意识当中，而把情绪放进潜意识里。有些情绪会令人痛苦，为了保护自己，人们就会启动这样的防御机制。

申昱想起被父亲痛打的事，却若无其事地一笑置之，与其说他是真的觉得这没什么，我想更有可能是因为那样的情绪太痛苦、太难受，所以被他从记忆中"隔离"了。如果直接表达出对父亲的愤怒，那可能会遭受更严厉的惩罚，即便没有遭受惩罚，仅仅是对父亲感到愤怒这点，就可能令他有罪恶感。

所以，他把这种难以承受的情绪放进了潜意识。

隔离是保护心灵的防御机制，但通过隔离这种方法来保护心灵与精神，可以说是如履薄冰。因为只要遭遇到一点点冲击，就可能让人的精神状态变得岌岌可危，所以当努力隔离出来的情绪在潜意识里浮现时，就可能使人罹患严重的抑郁症。尤其是采用隔离这种防御机制的人，本身就比较不容易认知、表达自己的情绪，也就更容易发生严重的问题。

如果不想陷入隔离这种防御机制的陷阱，那就应该学习一些健康且能够排解痛苦和负面情绪的方法，像是通过日记完整记录下自己的心情，或是向可靠的人倾诉等。写日记的时候，应该把当天印象最深刻的事情写下来，并且记录自己的情绪状况。如果有人和你说了一些让他感到痛苦的事情，你一定要帮助对方，让他把纠结的情绪充分地表达出来。

〔谈话室〕

"我们到此为止吧"

"之后我不用再来了吧？"

长达一个多星期的假期，令人回味无穷。因为休假的关系，我跟申昱分别两星期后才再见面，而他一坐下来就立刻提议结束治疗。因为所有门诊都延到假期之后，所以等待的来访者很多，我忙得不可开交。可一听到他的话，我立刻清醒了。本以为上次谈话时，借着谈论家人的事，我更了解申昱的为人了，但他突然提议结束，让我担心自己是不是疏忽了什么。

"你不想继续接受治疗了吗？为什么突然会有这种想法呢？"

"我已经好多了，大约好了80%了。"

申昱拿出手机，给我看他的睡眠记录。虽然症状改善很多，但睡眠记录上仍然有画叉的地方，情况虽不算太坏，但也没有非常好。

"那请你再吃一段时间的药，等完全恢复之后再慢慢停药吧。这段时间接受精神分析，你感觉怎么样？"

"我可以自己调整药量"

申昱摆出一副无论我提出什么建议他都想要反驳的样子。是打算无论我说什么都不听吗？突然，我想起休假前，我只给他开了一个星期的药量。

"对了，申昱，药是不是吃完了？我印象中少开了四天的药。"

"对，因为药吃完了，所以假期一结束我就立刻约诊了。上次谈话结束回家之后，我就想到接下来休假会没办法看诊，原本想再来拿药，但又想到睡眠状况改善不少，觉得稍微减一点量应该也没关系，所以就没来。"

"那这四天你都没吃药吗？"

"吃了。你第一次给我开的药我没怎么吃，因为会头晕，那些药还剩着。这几天我吃了那些药，效果比预期的好，我似乎可以自己调整药量。"

我一时间不知道该说什么，只是静静地看着申昱。

虽然他是想掌控任何事情的人，自然地也想要掌控看诊、处方，但他自己是医生，我认为他会按照处方来服药，看来是我太大意了。当初抱怨药不对症，显然也是他随意调整药的分量所致。

不想被精神治疗控制

"除了症状改善，还有其他原因让你想结束治疗吗？我记得你好像说过，上次的谈话感觉很不错。"

"确实不错，可以多思考我、爸妈和弟弟之间的事，但我不知道继续说家人跟女朋友的事情究竟有什么意义。总之，说女朋友的事情我还可以理解，毕竟这是我失眠的原因。但我觉得不该谈我爸爸的事。"

"不该谈你父亲的事吗？"

"对，我不想谈我爸爸打我的事。我爸爸已经过世，我又不能跟他计较这些。老实说，我觉得你好像在刻意引导我说这些事情，精神科经常这么做，对吧？会把所有的问题都归咎于原生家庭。"

假期结束之后，申昱过去那些充满攻击性的想法又全部归位。他说的每一句话都带着刺。

"你有这种感觉，我能理解，看来是我没有充分跟你说明疗程。精神分析的过程中，你会渐渐了解连自己也不知道的事情。虽然人们都认为自己最了解自己，但事实并非如此。我们会刻意或下意识地回避痛苦的回忆或缺点，但如果真正地了解自己，就可以更客观地看到问题的全貌。"

"所以我一开始就不懂，我的个性有什么问题？我到底要改什么？为什么要改？是你觉得我的个性有问题，想要改变我吧？"

我沉默了。申昱的话也有道理。我判断他的问题是过度的控制倾向、完美主义、缺乏心智化与同理心、情绪调节有困难、思考不知变通，但申昱认为自己的问题是失眠。在无法对问题有共识的情况下，医生跟来访者自然会起冲突。因此，申昱觉得我想要"控制"他。

来访者本身要有"想要改变的意志"

"你确实可能会有这样的想法。"

因为想到今天谈话结束之后就不会再见到他，所以我抱着这是最后一次的心情，决定把之前在看诊时产生的想法如实说出来。

"你说女朋友约会迟到，让你发了将近一小时的脾气，对吧？当时你心里的情绪，是不是和小时候因为你错过了约定时间而责骂你的父亲类似呢？你在违背约定或是规范时会承受很大的压力，我希望你能够改变这样的个性。完美、做事仔细，这确实是优点，对你现在的工作很有帮助。我并不是否认你的一切，如果你觉得我是想随意地改变你的话，那应该是我的表达方式有问题。"

申昱听完我的话，并没有马上回答。最终，他打破了漫长的沉默，对我说："我很混乱。总之，我很尊敬已经去世的爸爸。"

"我没有要否定这一点。打你是你父亲的一部分，你尊敬的父亲是包括这一部分的父亲。而女朋友喜欢的你，则是包括严守约会时间这部分的你。问题只占我们的一小部分而已，所以如果你在事情没按计划发展，或是别人没遵守约定的时候，不那么难过、痛苦，我想你跟女朋友应该都会更幸福。"

"我知道你的意思了，总之很感谢你。跟女朋友关系不太好的时候，你要我忍耐、等待，听了你的建议，现在我们的关系改善了，我也几乎不会失眠了。今天不是我们原本约好的时间，我只是来拿药而已。时间不多了，我们就先谈到这里吧。你接下来还有很多来访者吧！"

申昱显然急着结束谈话，我也只能无可奈何地点点头。

"好，我知道了，那就先这样吧，这次要直接开两周的药量给你吗？"

"可以的话，就麻烦你了。"

我对申昱说明药物的戒断症状，同时也告诉他如果中途出现什么问题，可以随时跟我联系。但从那之后，申昱再也没有来拿过药。

***

回顾和申昱的会谈，我重新开始思考，在精神分析的过程中，来访者本身的意志有多重要。毕竟，在精神分析的过程中聊一些比较难受的事情，可能会加剧症状。因为要把不想面对的回忆拿出来检视，这件事情会遭遇到意识与潜意识的抵抗，而来访者也可能会对医生产生抗拒。在诊室里面聊完家人的事情之后，来访者回到家有时会跟家人争吵，会对家人说"都是因为你，我才会变成这样"。要帮助来访者走过防御、抗拒与怨恨的漫长道路，继续接受精神分析，最重要的就是来访者本身"想要改变的意志"。会不会是申昱没有这样的想法，而我硬要他来做精神分析呢？会不会是因为他是非常典型的强迫型人格，所以我贪心地想要分析他呢？虽然我可以因此更深入地了解申昱，但对他来说，这些谈话很可能会成为非常不愉快的经历。

过了几星期之后，我从东秀那里听到，申昱告诉他，托我的福，他的状况改善很多，感谢他的介绍，并要向我道谢。听到这个消息，我表面上一笑而过，心里却觉得有点难过。

不知怎的，便想逃

最后，申昱没有继续来做精神分析了。在精神分析当中，心理抵抗指的是来访者所有违背治疗目的的行为。进行心理治疗的时候，会不可避免地谈论一些比较痛苦的话题，来访者会感到"不安"。想要逃离不安，就会抗拒治疗。申昱也出现许多心理抵抗的行为，像是当我问他女朋友的事情时，他会双手抱胸地回问"这有帮助吗"或是反问医生"你有女朋友吗"来转移话题，并且希望专注讨论失眠问题。这些都是抗拒探索内心的举动。

心理抵抗会以几种形式出现，包括"我不知道""现在没有想法"等中性的表现，以及直接表示不想谈论这个话题等，也可能表现为回避话题、一直盯着时钟看，不说一句话。申昱有完全不表露个人情绪、只想就事论事的倾向，这也可以看作心理抵抗的一种。

心理抵抗并非全部以负面的态度出现，来访者也可能只挑选医生有兴趣、喜欢的话题来谈。我以前也有过整整一小时几乎都在谈论梦境的经历，会谈结束的时候还跟来访者说，如果之后想起什么梦，可以再跟我说，结果后来连续好几个星期我们都只聊做梦的事。一直听来访者说做梦的事情，反而会没有机会去探讨他在日常生活里遭遇的问题，或是去探索他的内心，这当然可以说是"违背治疗目的"的心理抵抗行为。

　　不仅是在精神分析时，在日常生活中，也经常会出现妨碍人际关系的抵抗行为。问来访者跟恋人吵架之后，为什么心里觉得怪怪的，来访者会用"我不觉得这有什么"或是"我一定要说吗"等方式回应，并直接避谈这个话题。大多数人认为，要是直接说出真正的原因，可能会造成更大的问题或冲突。不过，如果希望关系可以继续发展，那就需要努力去了解对方。用这种方式来掩饰自己的内心，会让双方都很累，也会感到很不自在。

　　我想说的是，心理抵抗源自不安。所以战胜心理抵抗的过程，其实就是战胜不安的过程。战胜不安格外困难，来访者的意志力非常重要。对于申昱来说，和医生一起面对不安的过程或许太过急切了，当然，最大的原因是他自己并不想改变。

　　大家有没有想要跟谁更加亲近呢？或是跟朋友大吵一架后决心与对方和解，却事与愿违呢？在人际关系中，觉得事与愿违是很正常的，试着坦承自己的想法吧。虽然一开始可能会有点尴尬，但经历过之后，彼此之间的关系将会更坦率、轻松。相反地，如果感觉对方有所抗拒，那就要抱着会得到负面回应的觉悟，直接询问对方的想法。要马上听到对方的真实心声当然不容易，在对方战胜那股抗拒感之前，我们都要忍耐并静静等候。了解不安与心理抵抗的关系之后，无论是在人际关系，还是理解、接受自己方面，我们都会更加从容。

我们经常会忘记，

每个人都有自己的意见，

所以会因别人不按自己的想法行动而生气。

如果能够放下掌控欲，

不因超出计划而暴怒，

不因不完美而焦虑，

会不会活得更从容？

后记

你找回那个不断逃跑的自己了吗?

　　文廷、洪珠、京民、恩儿、申昱,这五位来访者带着各自的烦恼,来向五位"脑内探险队"的成员求助。有人因为终于了解长期困扰自己的问题究竟是什么而兴奋,也有人一开始因为一切变得明朗而开心,后来却又陷入深深的烦恼。有人选择花费很长的时间深入探索自己的内心,也有人在发现过去一直被自己忽视的伤痕后感到很痛苦,停止接受精神分析。

　　你觉得,谁的故事最能触动你呢?虽然这些人和你素昧平生,可能无法让你完全产生共鸣,但其中肯定也会有让你感同身受的地方。

　　我相信,一定会有人看了这些故事之后,发现了自己陌生的一面,找回了那个不断逃跑的自己。希望我们分享的这些故事,可以帮助你更接近真实的自我。

精神科的精神分析，指将外显症状当作线索，从人生最早的记忆开始，了解人们在诊室内外不断重复的行为与心理模式，进而了解内心深处那颗真实的心。一般人认为，要有严重的抑郁、焦虑、失眠等症状才需要到精神科就诊，但其实，无法适当表达情绪、在与人相处时总是因为同样的问题而感到痛苦、人生没有方向、陷入混乱时，都可以去接受精神分析。

精神科的治疗，并不是来访者单方面接受医生开的处方，而是来访者与医生共同合作，像打球一样你来我往地互相进攻、分享对话，发现问题、经历错误，找出合适的解决方法。这个过程当然不会一帆风顺，你可能很想了解防护网后面的真心，同时也可能害怕表露真心会使你更加狼狈，因而想要逃避。

在这个过程中，来访者内心可能会遭遇冲突与混乱，也可能会对医生产生特殊情感。

通过这本书，我们希望让大家了解，精神分析为你带来改变是非常自然的事。受限于篇幅，我们省略、缩减了很多内容，但还是努力想让读者们了解诊室里的真实情况。虽然可能还不够好，但依然希望本书能多少消除大家心中对精神科的疑虑，让大家不要再有那么多的误会与偏见。

最后就用"脑内探险队"的成员们想对这五位曾经想逃跑的主人公说的话来作总结，同时也在此向各位读者道别。

文廷，你现在在想什么呢？感受到了什么情绪呢？过去你总是专心听别人说话，现在请你听听自己内心的声音吧。有时候可能会听不清楚，但也不要着急，只要用心倾听，你一定会找到爱自己的方法。

洪珠，你从一个渴望母爱的孩子，变成爱护孩子的母亲，是不是还有些不习惯呢？破茧而出的蝴蝶绝对不会退化成毛毛虫，所以你肯定也能展开全新的人生。不要害怕自己的改变，尽情飞翔吧。

京民，练习把心里的增高垫拿掉，并不如想象中的那么容易吧？有时候你可能又想要"放弃"某个人，没关系，请记得你付出了很多努力，情况会逐渐好转。期待你未来也能像你的时尚品位一样，有一颗最帅气的心。

恩儿，如果你有想说的话，随时都可以说出来。有时候你可能又会因为焦虑不安而痛苦，但我相信现在的你一定能够战胜那种心情，而你心中的安全基地也会继续保护着你。

申昱，你现在真的过得好吗？老实说，跟你谈话对我来说也是非常紧张的经历。虽然我不希望你出问题，但如果你遇到问题时能够再回来找我，我真的会非常开心。

各位读者，未来我们会带来更有帮助、更有趣的故事，谢谢你们。

以上就是本书的全部内容，我们是"脑内探险队"。